Sven-David Müller

Kalorien-Ampel

Die erste

wirklich einfache

Kalorientabelle

W0072215

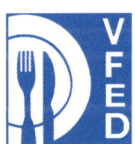

Empfohlen vom Verein
zur Förderung der gesunden
Ernährung und Diätetik
(VFED) e.V., Aachen

Inhalt

Vorwort 4

Gesund durch die richtige
Ernährung 6

Ernährungsabhängige Krankheiten und Nahrungsfaktoren 7

Der Zusammenhang von
Ernährung und Krankheit 8

Folgen erhöhter Triglyzerid-
und Cholesterinwerte 8

Der Einfluss der Ernährung auf
das Krebsrisiko 9

Fett macht fett – Krank durch
zu hohen Fettkonsum 9

Übergewicht steht unserer
Gesundheit im Wege 10

Body-Mass-Index und die
Bewertung des Gewichts 10

Energiebedarf und Grundumsatz
unseres Körpers 11

Ganz einfach abnehmen mit
dem Sattfaktor 12

Lebensnotwendige
Nähr- und Wirkstoffe 12

Kohlenhydrate –
das Benzin des Körpers 13

Eiweiß –
der Baustoff des Körpers 13

Fette – wenig ist notwendig, zu
viel macht fett   14

Viel trinken – das A und O der
gesunden Ernährung   15

Vorsicht – Alkohol ist kein Nahrungsmittel   16

Lebensnotwendige Vitamine und
Mineralstoffe   16

Ballaststoffe halten fit, gesund
und machen schlank   17

Abkürzungen   18

Impressum   96

Lebensmittel	Seite
A	19
B	20
C	26
D	28
E	30
F	32
G	35
H	39
I	44
J	44
K	45
L	52
M	55
N	62
O	62
P	63
Q	68
R	68
S	73
T	84
V	87
W	87
Z	90

Liebe Leser!

Rund 60 Prozent der Bevölkerung in der westlichen Welt sind übergewichtig. Wir essen zu fett, zu ballaststoffarm und bewegen uns zu wenig. Übergewicht ist aber nicht nur aus ästhetischen Gründen für viele von uns ein Problem. Es führt auch zu ernährungsabhängigen Krankheiten, an denen heutzutage früher oder später fast jeder Mensch leidet. Unsere Ernährungsweise macht dick und krank. Die Vielzahl von ernährungsmedizinischen Informationen macht es jedoch immer schwerer, eine ausgewogene Ernährungsform einzuhalten und zu lernen, welche Lebensmittel gesund sind und welche nicht. Fast wöchentlich erscheinen in den gängigen Medien neue Tipps, wie man unnötige Pfunde angeblich wieder los wird. Inwieweit man damit tatsächlich Erfolg hat, sei an dieser Stelle dahingestellt. Abnehmen kann nur, wer satt ist! Unter dieses Motto hat dagegen das Deutsche Institut für Ernährungsmedizin und Diätetik seine Arbeit im Kampf gegen das Übergewicht gestellt. Dieses Buch zeigt Ihnen deshalb erstmals mithilfe eines einfachen Ampelsystems, welche Lebensmittel gut sättigen (●) und welche nicht (●). Abnehmen ist so ganz einfach, denn Sie sehen auf einen Blick, was Sie essen dürfen, ohne dass die Kalorien gleichzeitig zu B(a)uche schlagen. Schließlich ist Hunger der größte Feind einer schlanken Figur. Beim Ampelprinzip sind deshalb alle ballaststoffreichen Nahrungsmittel mit Sattfaktor auf Grün gestellt. Und Grün heißt: Davon dürfen Sie so viel essen, bis Sie satt sind. Zusätzlich betrachtet der Fitfaktor (Gesundheitswert) den Wert eines Nahrungsmittels aus medizinischer Sicht und verrät Ihnen, welche Lebensmittel gesund sind und Ihre Fitness fördern (●). Wenn Sie sich an das Ampelprinzip halten, nehmen Sie nicht nur schnell und einfach ab, sondern haben auch keine Probleme mehr, das neue Gewicht dauerhaft zu halten. Mit dieser Kalorienampel hat der Jo-Jo-Effekt keine Chance, denn Sie lernen spielerisch, sich richtig zu ernähren. Achten Sie bei der Auswahl Ihrer Speisen einfach auf deren Fit- und Sattfaktor!

Damit Sie beim Essen und Trinken ohne Reue genießen können und sich gesund und kalorienbewusst ernähren, müssen Sie täglich möglichst viele Lebensmittel essen, die auf ● gestellt sind. ● Lebensmittel sollten in Maßen, ● Lebensmittel möglichst wenig verzehrt werden. Das Ampelprinzip ermöglicht es Ihnen, sich richtig zu ernähren –

ganz ohne komplizierte Tabellen. Kein Rechnen, kein Abwiegen, keine umständlichen Regeln! Das ernährungsmedizinische und -wissenschaftliche Konzept, das hinter der »Ernährungsampel« steht, zeigt vielmehr einen neuen Weg in der Ernährungs- und Diätberatung. Sie sollten diese praktische Tabelle deshalb immer dabei haben, damit Sie stets alle Lebensmittel und Speisen unkompliziert auf ihren energetischen und gesundheitlichen Gehalt hin bewerten können – egal ob zu Hause, am Arbeitsplatz, im Restaurant, im Urlaub oder unterwegs.

Eine zusätzliche Erleichterung beim Abnehmen kann auch der Nährwertrechner »Mealus« sein. Dieser Minicomputer im Taschenrechnerformat hat eine Liste mit 4600 Lebensmitteln und deren wichtigsten Inhaltsstoffen gespeichert (Kalorien, Kohlenhydrate, Eiweiß, Fett, BE's, Cholesterin), die Sie jederzeit problemlos abrufen können. Außerdem können Sie mit seiner Hilfe Ihr ganz persönliches Ernährungsverhalten über einen Monat hinweg täglich in einem Esstagebuch speichern und bewerten lassen.

»Mealus« erhielt im Jahre 2000 den VFED-Innovationspreis und diente auch als Datengrundlage für dieses Buch. Im Anhang finden Sie weitere Informationen zu diesem innovativen Ernährungsberater im Taschenformat.

Kalorienampel und »Mealus« ergänzen sich auf perfekte Weise und machen so eine gesunde Ernährung ganz einfach. Starten auch Sie mit der Ernährungsweise nach dem genialen Ampelprinzip und greifen Sie lustvoll zu, wenn Fit- und Sattfaktor auf Grün stehen.

Ich wünsche Ihnen dabei viel Spaß, Genuss und natürlich Gesundheit.

Ihr Sven-David Müller

Gesund durch die richtige Ernährung

Eine ausgewogene Ernährung ist eine der wichtigsten Voraussetzungen für eine gute Gesundheit. Allein in Deutschland ließen sich im Jahr 1990 rund ein Drittel der Kosten im Gesundheitswesen auf Fehlernährung zurückführen. Die gesamten Ausgaben, die durch die ernährungsabhängigen Krankheiten verursacht wurden, betrugen 107 344 Milliarden DM. Nach einer Hochrechnung von Professor Dr. rer. nat. Rudolf Schmitz vom Deutschen Institut für Ernährungsmedizin und Diätetik werden die Kosten im Jahr 2001 noch weitaus höher liegen und die beinahe unvorstellbare Summe von 151 460 Millarden DM erreichen. Kosten, zu deren Minimierung jeder von uns beitragen könnte.

64,4 Prozent der Todesfälle in Deutschland stehen in einem Zusammenhang mit ernährungsabhängigen Krankheiten. Das bedeutet, dass fast zwei von drei Todesfällen auch auf eine Fehlernährung zurückzuführen sind 1990 beispielsweise ließen sich 43,8 Prozent aller Todesfälle mit potenziell ernährungsabhängigen Herz-Kreislauf-Erkrankungen in Zusammenhang bringen – insbesondere mit Herzinfarkt und Schlaganfall. Dabei haben rund 75 Prozent der Bluthochdruckfälle, aber auch der gefährlichen Herz-Kreislauferkrankungen Herzinfarkt und Schlaganfall ihre Ursache in Übergewicht und Fehlernährung und ließen sich durch eine Gewichtsreduktion kurieren oder sogar völlig vermeiden.

Auch bei der Krebsprävention spielt die richtige Ernährung eine wichtige Rolle. Denn mit 35 Prozent ist die falsche Ernährungsweise noch vor Tabakgenuss der größte Krebsrisikofaktor. Eine besonders wichtige Rolle bei der Krebsvorsorge spielen Obst und Gemüse, die täglich reichlich gegessen werden sollten (in der Tabelle sind diese Nahrungsmittel als Satt- und/oder Fitfaktor 🟢 leicht zu identifizieren). Als extreme Risikofaktoren für die Entstehung einer Krebserkrankung gelten dagegen zu hoher Fett- und Alkoholkonsum (in der Tabelle als Satt- und/oder Fitfaktor 🔴 zu erkennen).

Über 90 Prozent der Diabetesfälle in Deutschland sind auf Übergewicht zurückzuführen. Es lässt sich nicht von der Hand weisen, dass mit steigendem

Krankheitskosten im Jahr 1990

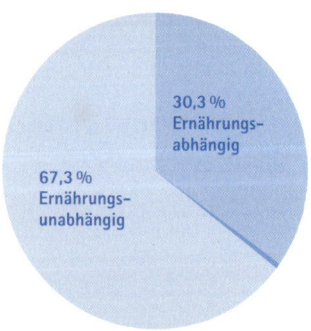

30,3 % Ernährungsabhängig

67,3 % Ernährungsunabhängig

Ernährungsabhängige Krankheiten und Nahrungsfaktoren

Krankheiten	Nahrungsfaktoren
Bluthochdruck	zu viel Kalorien, Fett, gesättigte Fettsäuren und Alkohol; zu wenig Kalium und Magnesium sowie Obst, Gemüse und Fisch
Herz-Gefäß-Krankheiten	zu viel Kalorien, Fett, gesättigte Fettsäuren, Cholesterin; zu wenig ungesättigte Fettsäuren (ein- und mehrfach ungesättigte Fettsäuren sowie Omega-3-Fettsäuren), Obst und Gemüse
Bösartige Neubildungen (Krebs)	zu viel Fett, tierische Produkte, Alkohol, Geräuchertes und Nitrit; zu wenig Ballaststoffe, Antioxidantien, Obst, Gemüse und Vollkornprodukte
Diabetes mellitus Typ 2	zu viel Kalorien und Fett; zu wenig Ballaststoffe
Hyperurikämie und Gicht	zu viel tierische Produkte und Purine
Fettstoffwechselstörungen (erhöhte Cholesterin-Triglyzeridwerte)	zu viel Fett, gesättigte Fettsäuren, Cholesterin, tierische Produkte und Kaffee; zu wenig Ballaststoffe, Obst, Gemüse, ungesättigte Fettsäuren (ein- und mehrfach ungesättigte Fettsäuren sowie Omega-3-Fettsäuren)
Aminosäure- und Kohlenhydratstoffwechselstörungen	bestimmte Aminosäuren oder Kohlenhydrate
Übergewicht und Adipositas	zu viel Kalorien, Fett, Zucker und Alkohol; zu wenig Ballaststoffe, Obst und Gemüse
Jodmangelstruma (Kropf)	zu wenig Jod
Anämien	zu wenig Eisen, Kupfer, Folsäure und Vitamin B_{12}
Alkoholismus	zu viel Alkohol
Karies	zu viel Zucker; zu wenig Fluorid
Gallenerkrankungen	zu viel Fett, gesättigte Fettsäuren und Cholesterin; zu wenig Ballaststoffe
Divertikel	zu wenig Ballaststoffe
Chronische Lebererkrankungen	zu viel Alkohol und Fett
Bauchspeicheldrüsenerkrankungen	zu viel Alkohol und Fett
Osteoporose	zu viel Alkohol und Kaffee; zu wenig Kalzium, Vitamin D und Fluorid
Lebensmittelinfektionen	verdorbene Lebensmittel

Körpergewicht auch das Risiko wächst, an einem Diabetes mellitus Typ 2 zu erkranken. Hier stimmt also der Satz: »Diabetiker sind nicht krank, sie haben nur einen zu großen Bauch und sind zu dick!« Diabetiker bedürfen also in der Regel nach der Diagnosestellung des Arztes keiner Tabletten, sondern einer individuellen diätetischen Beratung durch einen Diätassistenten oder Diplom Oecotrophologen. Denn mit dem Übergewicht verschwinden auch die erhöhten Blutzuckerwerte. Rund 75 Prozent der deutschen Bevölkerung haben einen Cholesterinspiegel über 200 mg/dl. Vor allem die gesättigten Fettsäuren, die in großen Mengen in tierischen Lebensmitteln vorkommen, beeinflussen den Fettstoffwechsel negativ. Positiv wirken sich dagegen die ein- und mehrfach ungesättigten Fettsäuren sowie die Omega-3-Fettsäuren auf Herz und Gefäße aus. Und auch Ballaststoffe spielen eine wichtige Rolle.

Der Zusammenhang von Ernährung und Krankheit

Nach heutigem Wissen gibt es bei über 200 Erkrankungen einen Zusammenhang mit der Ernährungsweise. In den meisten Fällen verursacht dabei ein Zuviel an Fett – insbesondere an gesättigten Fettsäuren aus tierischen Nahrungsmitteln – den Beginn der jeweiligen Erkrankung.

Folgen erhöhter Triglyzerid- und Cholesterinwerte

Zu hohe Triglyzerid- und Cholesterinwerte lösen über die Arteriosklerose Herzinfarkt und Schlaganfall aus. In Deutschland weisen 12 Prozent der Frauen und 18 Prozent der Männer erhöhte Triglyzeridwerte im Blut auf. Die Triglyzeride sinken, wenn Sie auf Lebensmittel mit dem Fitfaktor ● zurückgreifen. Darüber hinaus können Sie mit Omega-3-Fettsäuren, die als natürliche Eicosane in Seefisch vorkommen, den Triglyzeridspiegel deutlich absenken. Wenn Sie keinen Fisch mögen, können Sie auf Fischölkapseln aus der Apotheke zurückgreifen (beispielsweise Eicosan 500 oder 750). Auch Nahrungsmittel mit hohem Sattfaktor helfen Herz und Gefäßen gesund zu bleiben. Denn diese Lebensmittel enthalten viele Ballaststoffe, die den Cholesterinspiegel senken. Und schon ein Absenken der Werte um nur ein Prozent reduziert die Gefahr an Herz-Kreislauferkrankungen zu versterben um zwei bis drei Prozent. Es lohnt sich also sehr, etwas für die Blutfette zu tun. Für die Cholesterinwerte gelten die Empfehlungen des Nationalen Cholesterin-Programms (NECP) der USA:

Empfohlene Cholesterinwerte

LDL-Cholesterin	< 100 mg/dl
Gesamtcholesterin	< 200 mg/dl
HDL-Cholesterin	> 40 mg/dl
Triglyzeride	<150 mg/dl

Der Einfluss der Ernährung auf das Krebsrisiko

Alle Menschen haben Angst vor Krebs. Die Ernährung kann zwar nicht völlig vor Krebs schützen, sie ist aber gut geeignet, das Risiko vieler Krebsarten zu mindern. Wissenschaftler gehen davon aus, dass ein zu hoher Fettkonsum zu Krebs führen kann. Als Nahrungsprophylaxe empfehlen sie Obst und Gemüse, die reichlich antioxidative Vitamine sowie Ballaststoffe und so genannte sekundäre Pflanzenstoffe enthalten. Auf der Basis ernährungsepidemiologischer Untersuchungen lassen sich folgende Empfehlungen geben, die das Tumorrisiko deutlich senken:

- Täglich ein Kilogramm Obst, Gemüse, Salate und Kartoffeln
- Täglich 250 Gramm Vollkornprodukte (beispielsweise fünf Scheiben Vollkornbrot)
- Vermeidung von Übergewicht: Der Body-Mass-Index sollte zwischen 19 und 25 liegen und 30 nicht überschreiten
- Vermeidung von Alkohol
- Verringerung des Fettverzehrs und Ersetzen von tierischen durch pflanzliche Fette.

Fett macht fett – Krank durch zu hohen Fettkonsum

Zur Aufrechterhaltung seiner biologischen Funktionen benötigt der menschliche Organismus Energie aus Nahrungsmitteln. Der notwendige Energiebedarf richtet sich dabei nach dem jeweiligen Grundumsatz, der von Alter und Geschlecht ebenso abhängig ist wie vom Grad der körperlichen Aktivität (siehe dazu Seite 13 f). Es besteht ein eindeutiger Zusammenhang zwischen Energiezufuhr – also der Menge der aufgenommenen Kalorien – und der Gewichtsentwicklung: Eine unterkalorische Nahrungszufuhr führt zu Gewichtsabnahme und Untergewicht, eine überkalorische Nahrungszufuhr zu Übergewicht. Wird nämlich der persönliche Energiebedarf überschritten, speichert der Körper die überschüssige Energie im Fettgewebe. Dabei wird gerade das mit der Nahrung aufgenommene Fett nur in geringem Maße verbrannt. Sehr viel niedriger ist der Aufwand für den Körper, das Fett zu den Fettzellen zu transportieren und dort zu speichern.

Übergewicht ist ein erhöhter Risikofaktor für

- Bluthochdruck (oftmals mit der Folge eines Schlaganfalls)
- Diabetes mellitus Typ 2
- Koronare Herzkrankheit (mit der Folge eines Herzinfarkts)
- Fettstoffwechselstörungen und Arteriosklerose
- Hyperurikämie und Gicht
- Gallensteinerkrankungen
- Arthrosen
- Depressionen
- Menstruationsanomalien
- Verminderte Fertilität.

Übergewicht steht unserer Gesundheit im Wege

Übergewicht ist der Feind der Gesundheit. Die meisten Menschen, die unter Übergewicht leiden, essen falsch: Schokolade, Zucker, Weißmehlprodukte und Kuchen lassen das Körpergewicht ansteigen und Fett ansetzen. Eine Ernährungsumstellung auf eine Kost, die reich an Obst, Gemüse, Salat, Hülsenfrüchten, Vollkornprodukten, Seefisch und Kartoffeln ist, lässt die Pfunde dagegen purzeln. Denn Ballaststoffreiches ist in der Regel kalorienarm, aber reich an fit machenden Vitaminen und Mineralstoffen.

Eine Bewegungstherapie und eventuell Medikamente sowie Medizinprodukte aus der Apotheke können die Gewichtsabnahme zusätzlich erleichtern. Verschreibungspflichtig sind Reduktil und Xenical. Frei in der Apotheke erhältlich ist dagegen z. B. CM3 – ein spezielles, hochwirksames pflanzliches Produkt aus Zellulose, das die Sättigung natürlich fördert.

Deutschland ist ein klassisches Jodmangelgebiet. Aber gerade übergewichtige Menschen sollten diesen Mineralstoff in ausreichenden Mengen zu sich nehmen, um genug stoffwechselaktivierendes Schilddrüsenhormon produzieren zu können. Um die Jodversorgung zu gewährleisten, ist es notwendig, ausschließlich Jodsalz zu verwenden und auch bei bereits gesalzenen Lebensmitteln diejenigen zu bevorzugen, die mit Jodsalz hergestellt wurden.

Body-Mass-Index und die Bewertung des Gewichts

Das Körpergewicht wird heute anhand des so genannten Körpermassenindex (Body-Mass-Index = BMI) bewertet. Dieser errechnet sich aus dem Körpergewicht im Verhältnis zur Körpergröße zum Quadrat. Ein Beispiel:
Bei einer Größe von 1,74 Metern und einem Gewicht von 78 Kilogramm berechnen Sie den BMI:
78 : (1,74 x 1,74) = 25,76.
Das Gewicht wäre fast normal.

Altergruppe	Ideal	Untergewicht	Übergewicht	krankhaftes Übergewicht (Adipositas)
Jahre	BMI	BMI	BMI	BMI
19–24	19–24	unter 19	über 24	über 30
25–34	20–25	unter 20	über 25	über 30
35–44	21–26	unter 21	über 26	über 30
45–54	22–27	unter 22	über 27	über 30
55–65	23–28	unter 23	über 28	über 30
über 65	24–29	unter 24	über 29	über 30

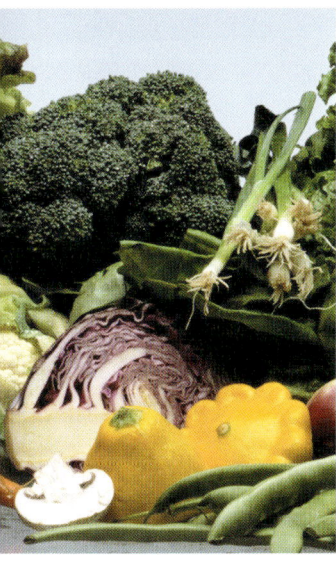

Gemüse hat einen hohen Satt- und Fitfaktor, enthält reichlich Vitamine, Mineral- und Ballaststoffe.

Qualität der aufgenommenen Nahrungsmittel sind dabei ganz entscheidend für unser Wohlbefinden, unsere Aktivität und unsere Gesundheit.

Wie bereits angesprochen, bestimmen der Energieverbrauch und die Energiezufuhr unser Körpergewicht. Liegt der Verbrauch niedriger als die Zufuhr, steigt das Körpergewicht an – man nimmt unweigerlich zu. Ist das Verhältnis genau umgekehrt, reduzieren sich Körpergewicht und Körperfett. Übergewicht ist also ein Bilanzproblem (zum Grundumsatz siehe Tabelle Seite 14). Im Alter nimmt übrigens bei jedem Mensch der Energiebedarf ab. Denn mit den Jahren wird auch die Muskelmasse weniger. Und gerade diese benötigt viel Energie.

Energiebedarf und Grundumsatz unseres Körpers

Die Existenz unseres Körpers geht mit einem unablässigen Energieverbrauch einher. Daher sind wir auf die regelmäßige Aufnahme von energiehaltiger Nahrung angewiesen, um überhaupt leben zu können. Die Nahrungsmittel liefern uns aber nicht nur Energie, die wir in Kalorien messen können, sondern auch zahlreiche lebenswichtige Nähr- und Wirkstoffe, die wir für den Aufbau und den Erhalt unseres Organismus sowie all seiner Funktionen dringend benötigen. Die Menge und die

Grundumsatz multipliziert mit

1,2	Alte gebrechliche Menschen, ausschließlich sitzend oder liegend
1,4–1,5	Bürotätigkeit/leichte Hausarbeit, wenig körperliche Anstrengung oder Sport
1,6–1,7	Fließbandarbeit, mäßige körperliche Tätigkeit oder Sport
1,8–1,9	Verkäuferin/Handwerker, regelmäßige körperliche Tätigkeit oder Sport
2,0–2,4	Bauarbeiter/Landwirte/Leistungssportler, körperlich anstrengende Berufe oder täglich Leistungssport

	Energiebedarf		Grundumsatz	
	Männlich	Weiblich	Männlich	Weiblich
Kinder				
1–4 Jahre	1100	1000		
4–7 Jahre	1500	1400		
7–10 Jahre	1900	1700		
10–13 Jahre	2300	2000		
13–15 Jahre	2700	2200		
Jugendliche				
15–19 Jahre	3100	2500	1820	1460
Erwachsene				
19–25 Jahre	3000	2400	1820	1390
25–51 Jahre	2900	2300	1740	1340
51–65 Jahre	2500	2000	1580	1270
über 65 Jahre	2300	1800	1410	1170

Ganz einfach abnehmen mit dem Sattfaktor

Fett macht fett. Nach jahrelangen Diskussionen um die richtige Reduktionskost ist heute klar, dass nur eine fettarme Ernährungsweise zu dauerhafter Gewichtsabnahme (Körperfettmasse-Reduktion) führen kann. Ernährungsmedizinisch ist dabei ein Gewichtsverlust von 500 Gramm wöchentlich empfehlenswert. Die Energiezufuhr bei einer solch reduzierten Kost liegt idealerweise zwischen 1200 und 1600 Kilokalorien täglich.

Wer abnehmen will, muss aber nicht nur auf den Gesamtkaloriengehalt achten. In erster Linie kommt es auf die richtige Balance von Kohlenhydraten, Eiweißen und Fetten an. Wählen Sie vorwiegend Lebensmittel aus, die mit dem Sattfaktor ● markiert sind, denn dann nehmen Sie ab, ohne ständig hungrig oder unzufrieden zu sein.

Wer sich an diese Regeln hält und trotz einer Kalorienzufuhr von lediglich 1000 Kilokalorien und weniger innerhalb von vier bis sechs Wochen nicht abnimmt, leidet mit hoher Wahrscheinlichkeit unter einer Hormonstörung. Oftmals liegt eine Schilddrüsenunterfunktion vor.

Lebensnotwendige Nähr- und Wirkstoffe

Lebensmittel bestehen zum einen aus den energiehaltigen Nährstoffen: Kohlenhydrate, Eiweiße (Proteine) und Fette. Zum anderen enthält unsere Nahrung viele lebensnotwendige, energiefreie Wirkstoffe. Dazu gehören beispielsweise fett- und wasserlösliche Vitamine, Mineralstoffe, die in Mengen- und Spurenelemente unterteilt werden, und Wasser. Weitere wichtige Bestandteile sind die Ballaststoffe und sekundären Pflanzenstoffe. Schließlich enthalten Lebensmittel noch Geschmacks- und Aromastoffe.

Nährstoff	1 Gramm liefert
Kohlenhydrate	4 Kilokalorien
Eiweiß	4 Kilokalorien
Fett	9 Kilokalorien

Kohlenhydrate – das Benzin des Körpers

Für die direkte Energieversorgung über den Blutzucker benötigt der Körper kohlenhydratreiche Nahrungsmittel: Getreideprodukte (Vollkornbrot und -brötchen, Vollkornreis und Vollkornnudeln sind dabei Weißmehlprodukten vorzuziehen), Gemüse, Salat, Kartoffeln und Obst (frischen Produkten und Rohkost ist dabei der Vorzug zu geben). Auch Zucker liefert reichlich Kohlenhydrate. Im Übermaß aufgenommen erhöht er jedoch das Körpergewicht und kann Karies verursachen. Es ist also nicht sinnvoll, täglich große Mengen zuckerhaltiger Nahrungsmittel zu verzehren oder zu trinken, um den Körper mit Kohlenhydraten zu versorgen – im Zweifelsfall ist hier weniger mehr.
Vorsicht: Diabetiker sollten wenig Zucker essen. Sie sollten zum Süßen auf Süßstoffe zurückgreifen.

Kohlenhydrate stellen in der gesunden Ernährungsweise und in der diätetischen Therapie vieler Erkrankungen die mengemäßig wichtigste Energiequelle dar. Denn mit Ausnahme von Zucker und zuckerreichen Lebensmitteln sind kohlenhydratreiche Nahrungsmittel gesund und relativ kalorienarm. Obst, Gemüse, Kartoffeln und Getreideprodukte sind reich an wertvollen Ballaststoffen und somit ein wichtiger Bestandteil der Ernährung. Denn unser Darm ist auf Ballaststoffe angewiesen, um gut funktionieren zu können. Zahlreiche aktuelle wissenschaftliche Untersuchungen zeigen zudem, dass ballaststoffreiche kohlenhydrathaltige Lebensmittel den besten Sättigungswert haben. In der Ampel erkennen Sie den hohen Ballaststoffanteil eines Lebensmittels an seinem positiven Sattfaktor 🟢.

Die bestmögliche Sättigung bei möglichst geringem Kaloriengehalt erreicht man übrigens durch den Verzehr von Pellkartoffeln mit Schale und grobem Vollkornbrot.

Eiweiß – der Baustoff des Körpers

Eiweiß wird wissenschaftlich als Protein bezeichnet und ist für unseren Organismus lebensnotwendig. Es dient dem Körper nicht nur als Baustoff für die Muskulatur, sondern sorgt auch für die Bildung zahlreicher Hormone (beispielsweise Insulin) und Enzyme, z. B. diejenigen, die für die Verdauung notwendig sind. Gesunde Menschen und Patienten mit Schilddrüsenkrankheiten sollten ihren Eiweißbedarf über pflanzliche Nahrungsmittel, fettarme Milch, Milchprodukte, Seefisch sowie mageres Fleisch und magere Wurstwaren decken. Diese Lebensmittel sind ein wichtiger Bestandteil gesunder Ernährung.

Fette – wenig ist notwendig, zu viel macht fett

Fett ist der energiereichste Nährstoff (ein Gramm Fett hat mehr als doppelt so viele Kalorien wie Kohlenhydrate oder Eiweiß). Aus diesem Grund weisen Mediziner und Diätassistenten immer wieder mit Nachdruck darauf hin, dass Fett fett macht. Auf fettreiche tierische Produkte wie Bauchfleisch, Bratwürste, Tee- oder Leberwurst sowie fette Süßigkeiten (Nugat, Nuss-Nugat-Creme, Schokolade, Torte oder Marzipan) sollten Sie wenn möglich ganz verzichten. Gerade übergewichtige Menschen profitieren von einer äußerst sparsamen Verwendung tierischer Fette. Statt Butter können Sie beispielsweise ein Salatblatt oder Gurkenscheiben auf das Brot legen oder ein wenig Senf oder Tomatenmark darauf

streichen. Für Menschen, die unter erhöhten Blutfettwerten leiden, hat die Lebensmittelindustrie außerdem eine Halbfettmargarine mit Phytosterinen entwickelt (beispielsweise Becel pro activ). Denn neue Studien aus der Fettforschung und der inneren Medizin zeigen, dass Phytosterine den Cholesterinspiegel, insbesondere das gefäßschädigende LDL-Cholesterin, wirksam senken können. Wer auf seine Figur achten will, darf jedoch dennoch nicht völlig auf Fette verzichten. Denn ohne sie kann der Körper die fettlöslichen Vitamine A, D, E und K nicht aufnehmen (eine Ausnahme bildet Provitamin A des Beta-Carotins, das wasserlöslich ist). Man sollte jedoch nie aus den Augen lassen, dass Fett nicht gleich Fett

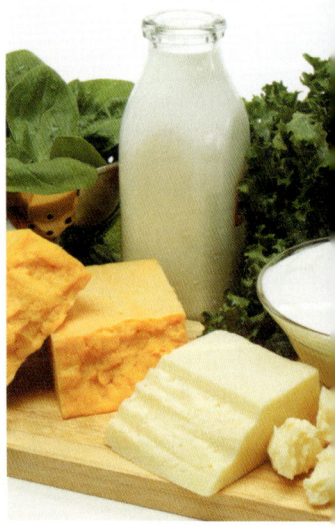

Fettarme Milchprodukte liefern unserem Körper wertvolles Eiweiß.

ist: Die gesundheitsschädlichen, gesättigten Fettsäuren kommen vornehmlich in tierischen Lebensmitteln vor. Die lebensnotwendigen einfach und mehrfach ungesättigten Fettsäuren finden sich dagegen in großem Umfang in pflanzlichen Produkten. Aus gesundheitlicher Sicht sind daher pflanzliche Fette den tierischen in den meisten Fällen vorzuziehen. Denn es ist die Zusammensetzung der Fettsäuren, die den Gesundheitswert des jeweiligen Fettes bestimmt. Verwenden Sie z. B. für Salate ausschließlich hochwertige Vitamin-E-reiche Pflanzenöle, wie Oliven- und Rapsöl. Beide haben einen sehr hohen Gehalt an einfach ungesättigten Fettsäuren, die die Gefäße schützen. Zum Kochen eignet sich hoch erhitzbares Soja- oder Maiskeimöl.

Viel trinken – das A und O der gesunden Ernährung

Jeder Mensch sollte täglich mindestens zwei Liter trinken. Bei einer ballaststoffreichen Ernährung müssen es sogar 2,5 Liter täglich sein. Wer abnimmt, benötigt noch mehr Flüssigkeit, um alle Stoffwechselendprodukte auszuscheiden. Bei einer Reduktionskost muss die Trinkmenge bei 2,5 bis 3 Litern liegen. Statt zuckerreichen Limonaden und Colagetränken sind insbesondere Mineralwasser, Früchte- und Kräutertee zu empfehlen. Darüber hinaus sollten täglich nicht mehr

als vier Tassen nicht zu starker Schwarztee oder Kaffee getrunken werden.

Wasser ist mengenmäßig gesehen der wichtigste Bestandteil des menschlichen Körpers. Um für eine gute Bewässerung des Körpers zu sorgen, muss er jeden Tag aufs Neue ausreichend mit Flüssigkeit versorgt werden – am besten mit Mineralwasser. Denn es versorgt den Organismus gleichzeitig mit vielen lebensnotwendigen Mineralien. Gut geeignet sind natriumreiche Mineralwässer (beispielsweise Aachener Kaiserbrunnen oder Fachinger) und Mineral- und Heilwässer, die größere Jod- oder Kalziummengen enthalten. Sie sorgen dafür, dass dem Körper, wie es leider oftmals bei Crashkuren oder beim Fasten passiert, nicht zu viele Mineralien verloren gehen. Die Analyse auf der Flasche gibt über die Inhaltstoffe exakt Auskunft.

Mit bloßer Kohlensäure aufgesprudeltes Wasser (so genannte Soda-Streamer) sind Mineralwasser sowohl von der gesundheitlichen Wertigkeit als auch vom Geschmack her deutlich unterlegen. Zudem stellen Sprudler und Flasche häufig ein hygienisches Risiko dar. Auf Wasserfilter, die sich zu gefährlichen »Keimbomben« entwickeln können, sollten Sie völlig verzichten.

Wer gerne Leitungswasser trinkt, kann sich bei den zuständigen Stadt- oder Wasserwerken über die Qualität erkundigen.

Vorsicht – Alkohol ist kein Nahrungsmittel

Ernährungsmediziner haben festgestellt, dass Alkohol die Entstehung von Übergewicht aus zweierlei Gründen fördert: Erstens hat Alkohol selbst reichlich Energie und liefert fast so viele Kalorien wie Fett: Ein Gramm enthält ganze sieben Kilokalorien. Zweitens hemmt Alkohol den Fettabbau im Stoffwechsel. Dazu kommt, dass mit steigendem Alkoholkonsum auch die Hemmschwelle sinkt, mehr zu essen als geplant oder erlaubt.

Abgesehen davon muss vor regelmäßigem Alkoholkonsum an dieser Stelle dringend gewarnt werden, denn Alkohol ist ein gefährliches Gift, das abhängig macht.

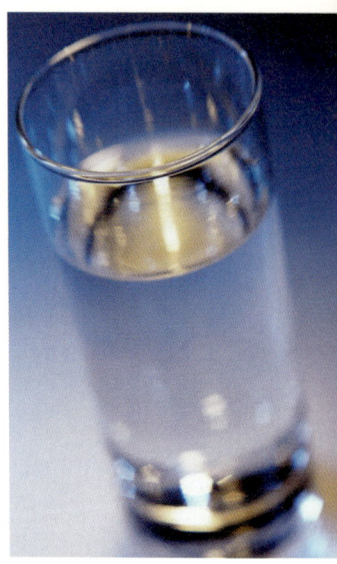

Zwei Liter Flüssigkeit pro Tag sind Pflicht, beim Abnehmen sogar bis zu 2,5 Liter – am besten Wasser.

Die gesundheitsförderlichen Aspekte, die insbesondere Wein oft zugeschrieben werden, liegen ganz deutlich hinter den gesundheitsschädlichen Wirkungen von Alkoholika zurück. Denn in vielen Fällen sind chronische und zum Teil lebensbedrohliche organische Störungen wie Leberzirrhose und Bauchspeicheldrüsenentzündungen auf übermäßigen Alkoholkonsum zurückzuführen.

Lebensnotwendige Vitamine und Mineralstoffe

Vitamine und Mineralstoffe sind lebensnotwendige, energiefreie Inhaltsstoffe unserer Nahrung. Mediziner und Diätassistenten unterscheiden die Vitamine in wasser- und fettlösliche Vitamine, die Mineralstoffe, in Mengen- und Spurenelemente.

Der menschliche Organismus kann Vitamine und Mineralstoffe nicht selbst herstellen und ist daher auf die tägliche Zufuhr von außen angewiesen. Wer sich gesund, ausgewogen und ballaststoffreich ernährt, dessen Vitamin- und Mineralstoffzufuhr liegt in den meisten Fällen im »grünen Bereich«.

Hinsichtlich der Mineralstoffversorgung leidet der Durchschnittsbürger dennoch häufig an einem Fluorid-, Jodid-, Zink- und/oder

Magnesiummangel. Bei den Vitaminen mangelt es häufig an B-Vitaminen (insbesondere Folsäure). Ältere Menschen leiden darüber hinaus oft an einem Vitamin-D-Mangel. Diabetiker haben Schwierigkeiten bei der Versorgung mit Jod, Zink, Magnesium und Chrom. Sie sollten daher vor allem die blutzuckerregulierenden Spurenelemente Zink und Chrom in Form von Tabletten einnehmen (beispielsweise Diazink).

Auch während des Abnehmens kann es empfehlenswert sein, die Vitamin- und Mineralstoffzufuhr täglich mit einer Multivitamin-Mineralstoff-Tablette zu unterstützen, damit der Körper trotz reduzierter Kost alle Stoffe erhält, die er benötigt. Solche komplex zusammengesetzten Tabletten sollten Sie nicht im Supermarkt, sondern nur in der Apotheke kaufen, wo man Sie zu allen Fragen gut beraten kann. In der Praxis bewährt haben sich die Präparate Eunova forte, Multibionta und Centrum.

Im Rahmen einer Reduktionskost kann es außerdem sinnvoll sein, täglich die beiden »Turbospurenelemente« Zink und Chrom einzunehmen. Zink ist besonders wertvoll und gut verfügbar in der Kombination mit Histidin (z. B. Curazink oder Zinkamin Falk). Beim Abnehmen bewährt hat sich auch die tägliche Einnahme von ein bis zwei Tabletten eines Zink-Chrom-Kombipräparates (beispielsweise Diazink).

Ballaststoffe halten fit, gesund und machen schlank

Ballaststoffe sind für den menschlichen Magen-Darm-Trakt unverdaulich. Trotzdem ist der Ballaststoffgehalt eines Lebensmittels Grundlage des Sattfaktors. Denn Ballaststoffe erfordern nicht nur eine verstärkte Kautätigkeit, die zur schnelleren Sättigung führt. Sie senden dem Magen-Darm-Trakt auch das Signal »satt«, das uns davor bewahrt immer weiter zu essen.

Die Deutsche Gesellschaft für Ernährung empfiehlt täglich mindestens 30 Gramm Ballaststoffe zu sich zu nehmen, die vorwiegend aus Vollkorngetreideprodukten wie Vollkornbrot, Haferflocken oder Vollkornnudeln stammen sollten. Nicht zuletzt die Häufigkeit von Verdauungsstörungen ist insbesondere darauf zurückzuführen, dass die durchschnittliche Ballaststoffaufnahme lediglich bei 20 Gramm liegt. Zwar werden Ballaststoffe zum großen Teil unverändert mit dem Stuhl wieder ausgeschieden. Der Rest wird jedoch von den Mikroorganismen der Darmflora als Nahrung verwertet. Ballaststoffe erhöhen das Stuhlvolumen und das regt die Darmbewegung an. Der tägliche Bedarf an 30 Gramm Ballaststoffen lässt sich z. B. mit zwei Scheiben Vollkornbrot, zwei mittelgroßen Äpfeln, drei hühnereigroßen Kartoffeln, einer Portion Sauerkraut und einer kleinen

Schüssel Rettichsalat decken. Dabei liegt der Energiegehalt dieser Nahrungsmittel gerade einmal bei 525 Kilokalorien.

Merken Sie sich also: Ballaststoffreiche Lebensmittel sind »Satt- und Schlankmacher«, die wenig Energie in Form von Kalorien, dafür umso mehr lebensnotwendige Vitamine, Mineralstoffe und Spurenelemente sowie sekundäre Pflanzeninhaltsstoffe enthalten. Ballaststoffe senken den Cholesterinspiegel, glätten den Blutzucker nach dem Essen, machen satt, beugen Darmkrebs vor und binden Giftstoffe im Darm.

Ballaststoffe haben sich bei der Gewichtsreduktion bewährt und finden ihre Anwendung deshalb auch in Medizinprodukten aus der Apotheke (z. B. CM3 mit hochvernetzter Zellulose). Solche zellulosehaltigen Produkte können das Abnehmen leichter machen, da sie lange sättigen.

Eine cholesterinspiegelsenkende Wirkung haben insbesondere die wasserlöslichen Ballaststoffe. Sie können durch eine Unterbrechung des enterohepatischen Kreislaufs der Gallensäuren den Cholesterinspiegel um bis zu 15 Prozent, den LDL-Cholesterinspiegel um zehn Prozent senken. Besonders reich an wasserlöslichen Ballaststoffen sind Plantago-ovata-Samenschalen (z. B. Mucofalk aus der Apotheke). Sie stammen von einem Wegerich, der u. a. in Indien wächst und auch den Namen Indischer Flohsamen trägt.

Abkürzungen

fe.	fett
Fett i. Tr.	Fettgehalt in der Trockenmasse
Glutenfr.	Glutenfrei
ma.	mager
mf.	Mittelfett
TK	Tiefkühlkost

Bei Konserven:
netto bedeutet der Inhalt nach dem Abtropfen

Lebensmittel	Kalorien pro 100 g	Fett	Cholesterin	Sattfaktor	Fitfaktor
A					
Aal gekocht in Dill	272	🔴	🔴	🔴	🔴
Aal geräuchert	290	🔴	🔴	🔴	🔴
Aal grün	212	🔴	🔴	🔴	🔴
Acerola	20	🟢	🟢	🟢	🟢
Acerolasaft	24	🟢	🟢	🔴	🟢
Altbier	41	🟢	🟢	🟢	🔴
Altbierbowle	80	🟢	🟢	🔴	🔴
Amerikaner	315	🟢	🟡	🔴	🔴
Ananas Bowle	108	🟢	🟢	🔴	🟡
Ananas gegart	61	🟢	🟢	🟡	🟢
Ananas kandiert	263	🟢	🟢	🔴	🔴
Ananas Konserve netto	87	🟢	🟢	🔴	🔴
Ananas	59	🟢	🟢	🟡	🟡
Ananaskonfitüre	278	🟢	🟢	🔴	🟡
Ananassaft	59	🟢	🟢	🟢	🟢
Anchovis	323	🔴	🔴	🔴	🟡
Anis	357	🟡	🟢	🟢	🟢
Anisplätzchen	385	🟡	🔴	🔴	🔴
Apfel gedünstet Baseler Art	124	🟡	🔴	🔴	🔴
Apfel gegart	54	🟢	🟢	🟢	🟢
Apfel getrocknet	278	🟢	🟢	🟢	🟢
Apfel, roh	52	🟢	🟢	🟢	🟢
Apfelauflauf	161	🟢	🔴	🔴	🔴
Apfelessig	20	🟢	🟢	🔴	🟢
Apfelkompott	63	🟢	🟢	🟡	🟡
Apfelkuchen gedeckt Mürbeteig	229	🟡	🟢	🔴	🔴
Apfelkuchen gedeckt Hefeteig	171	🟢	🟢	🔴	🔴
Apfelmus	66	🟢	🟢	🟡	🟡
Apfelpfannkuchen	144	🟡	🔴	🔴	🔴

Apfelsaft

Lebensmittel	Kalorien pro 100 g	Fett	Cholesterin	Sattfaktor	Fitfaktor
Apfelsaft	49	⚪⚪🟢	⚪⚪🟢	🔴⚪⚪	⚪⚪🟢
Apfelstrudel	165	⚪🟡⚪	⚪⚪🟢	⚪🟡⚪	🔴⚪⚪
Apfelwein	66	⚪⚪🟢	⚪⚪🟢	🔴⚪⚪	🔴⚪⚪
Appenzeller 50 % F. i. Tr.	386	🔴⚪⚪	⚪🟡⚪	🔴⚪⚪	⚪🟡⚪
Apricot Brandy	305	⚪⚪🟢	⚪⚪🟢	🔴⚪⚪	🔴⚪⚪
Aprikose gegart	44	⚪⚪🟢	⚪⚪🟢	⚪⚪🟢	⚪⚪🟢
Aprikose getrocknet	249	⚪⚪🟢	⚪⚪🟢	⚪⚪🟢	⚪⚪🟢
Aprikose Konserve netto	78	⚪⚪🟢	⚪⚪🟢	⚪🟡⚪	⚪🟡⚪
Aprikose	42	⚪⚪🟢	⚪⚪🟢	⚪⚪🟢	⚪⚪🟢
Aprikosenkompott	59	⚪⚪🟢	⚪⚪🟢	⚪🟡⚪	⚪🟡⚪
Aprikosenkonfitüre	272	⚪⚪🟢	⚪⚪🟢	🔴⚪⚪	⚪🟡⚪
Aprikosensaft	44	⚪⚪🟢	⚪⚪🟢	🔴⚪⚪	⚪⚪🟢
Arme Ritter	256	⚪⚪🟢	🔴⚪⚪	🔴⚪⚪	🔴⚪⚪
Arrak	231	⚪⚪🟢	⚪⚪🟢	🔴⚪⚪	🔴⚪⚪
Artischocken gegart	20	⚪⚪🟢	⚪⚪🟢	⚪⚪🟢	⚪⚪🟢
Artischocken Konserve gegart	17	⚪⚪🟢	⚪⚪🟢	⚪⚪🟢	⚪⚪🟢
Artischocken Konserve netto	19	⚪⚪🟢	⚪⚪🟢	⚪⚪🟢	⚪⚪🟢
Artischockenboden Konserve	16	⚪⚪🟢	⚪⚪🟢	⚪⚪🟢	⚪⚪🟢
Aubergine gegart	17	⚪⚪🟢	⚪⚪🟢	⚪⚪🟢	⚪⚪🟢
Aubergine	17	⚪⚪🟢	⚪⚪🟢	⚪⚪🟢	⚪⚪🟢
Auberginen gefüllt überbacken	134	🔴⚪⚪	🔴⚪⚪	🔴⚪⚪	🔴⚪⚪
Auberginenscheiben fritiert	81	⚪🟡⚪	⚪⚪🟢	⚪⚪🟢	⚪🟡⚪
Auster	63	⚪⚪🟢	🔴⚪⚪	🔴⚪⚪	⚪🟡⚪
Auster gegart	65	⚪⚪🟢	🔴⚪⚪	🔴⚪⚪	⚪🟡⚪
Avocado netto	217	🔴⚪⚪	⚪⚪🟢	⚪🟡⚪	⚪⚪🟢
Avocadocremesuppe	128	🔴⚪⚪	⚪⚪🟢	🔴⚪⚪	⚪⚪🟢
B					
Baby Pute	151	⚪🟡⚪	🔴⚪⚪	🔴⚪⚪	⚪🟡⚪
Bachsaibling	90	⚪⚪🟢	🔴⚪⚪	🔴⚪⚪	⚪🟡⚪
Bäckerhefe gepresst	83	⚪⚪🟢	⚪⚪🟢	⚪⚪🟢	⚪⚪🟢

Lebensmittel	Kalorien pro 100 g	Fett	Cholesterin	Sattfaktor	Fitfaktor
Bäckerhefe getrocknet	288	🟢	🟢	🟢	🟢
Backfett pflanzlich	866	🔴	🟢	🔴	🔴
Backobst	74	🟢	🟢	🟡	🟡
Backpulver	155	🟢	🟢	🔴	🟢
Baguette	248	🟢	🟢	🔴	🟡
Baguettebrötchen	248	🟢	🟢	🔴	🟡
Baiser	364	🟢	🟢	🔴	🟡
Baisertorte	307	🟡	🟡	🔴	🔴
Bambussprossen frisch gegart	16	🟢	🟢	🟢	🟢
Bambussprossen frisch netto	18	🟢	🟢	🟢	🟢
Bambusspr. Konserve gegart	11	🟢	🟢	🟢	🟢
Banane gebacken	157	🟢	🔴	🔴	🔴
Banane getrocknet	290	🟢	🟢	🟡	🟢
Banane	95	🟢	🟢	🟡	🟢
Bananennektar	54	🟢	🟢	🔴	🟡
Barbecuesoße	121	🔴	🟢	🔴	🟢
Barsch gegart	35	🟢	🔴	🔴	🟡
Barschfilet	82	🟢	🔴	🔴	🟡
Barschfilet gegart	93	🟢	🔴	🔴	🟡
Basilikum frisch	41	🟢	🟢	🟢	🟢
Basilikum getrocknet	268	🟢	🟢	🟢	🟢
Bauchspeck Schwein	796	🔴	🟢	🔴	🟡
Bauernbratwurst	306	🔴	🔴	🔴	🔴
Bauernfrühstück	98	🟡	🔴	🟡	🟡
Bauernleberwurst	356	🔴	🔴	🔴	🔴
Bauernsalat griechisch	110	🔴	🟢	🔴	🟢
Baumkuchen	427	🟡	🔴	🔴	🔴
Bavaria Blu 60 % F. i. Tr.	349	🔴	🔴	🔴	🔴
Bayrische Creme	215	🔴	🔴	🔴	🔴
Bechamelsoße	91	🔴	🔴	🔴	🔴

Lebensmittel	Kalorien pro 100 g	Fett	Cholesterin	Sattfaktor	Fitfaktor
Beefsteak deutsch	222	rot	rot	rot	rot
Beerenobst	71	grün	grün	grün	grün
Beifuß frisch	42	grün	grün	grün	grün
Bel Paese 50 % F. i. Tr.	372	rot	rot	rot	rot
Bergkäse 45 % F. i. Tr.	384	rot	gelb	rot	gelb
Berliner Knacker	326	rot	gelb	rot	gelb
Berliner Pfannkuchen	322	gelb	rot	rot	rot
Berliner Weiße mit Schuss	53	grün	grün	rot	rot
Bienenstich Hefeteig	300	gelb	gelb	rot	rot
Bier alkoholarm	55	grün	grün	rot	gelb
Bier alkoholfrei	26	grün	grün	grün	grün
Bier dunkel	37	grün	grün	rot	rot
Bier Export hell	44	grün	grün	rot	rot
Bier mit Limonade	34	grün	grün	rot	gelb
Bierhefe	339	grün	grün	gelb	grün
Bierhefe getrocknet	339	grün	grün	gelb	grün
Bierschinken	180	rot	rot	rot	gelb
Bierteig	226	grün	rot	rot	gelb
Bierwurst	252	rot	gelb	rot	gelb
Big Mäc	238	gelb	gelb	gelb	gelb
Birchermüsli m. Äpfeln u. Sahne	145	gelb	grün	grün	gelb
Birne gegart	55	grün	grün	grün	grün
Birne Konserve netto	84	grün	grün	gelb	gelb
Birne	52	grün	grün	grün	grün
Birnenkompott	60	grün	grün	grün	grün
Birnensaft	54	grün	grün	rot	gelb
Biskuitrolle	273	grün	rot	rot	rot
Bismarckhering Konserve netto	180	rot	rot	rot	gelb
Bitterlikör	248	grün	grün	rot	rot
Bitterschokolade	394	gelb	grün	grün	rot

Lebensmittel	Kalorien pro 100 g	Fett	Cholesterin	Sattfaktor	Fitfaktor
Blätterteig	418	rot	rot	rot	rot
Blätterteig TK	375	rot	grün	rot	gelb
Blattsalat mit Dressing	65	rot	grün	gelb	grün
Blattsalat mit Öl	64	rot	grün	gelb	grün
Blattspinat	17	grün	grün	grün	grün
Blattspinat gegart	19	grün	grün	grün	grün
Blattspinat TK	18	grün	grün	grün	grün
Blaubeerkompott	97	grün	grün	grün	gelb
Blauschimmel 50% F. i. Tr.	358	rot	rot	rot	rot
Bleichsellerie gegart	17	grün	grün	grün	grün
Blumenkohl gegart	18	grün	grün	grün	grün
Blumenkohl	23	grün	grün	grün	grün
Blumenkohl TK gegart	20	grün	grün	grün	grün
Blumenkohlcremesuppe	52	rot	grün	rot	grün
Blumenkohlsuppe	155	rot	grün	rot	grün
Blutpresssack	267	rot	rot	rot	rot
Blutwurst frisch erhitzt	340	rot	gelb	rot	gelb
Bockbier hell	60	grün	grün	rot	rot
Bockshornklee	347	grün	grün	gelb	gelb
Bockwurst	296	rot	gelb	rot	gelb
Bockwurst m. Brötchen u. Senf	308	rot	gelb	rot	gelb
Bockw. m. Kartoffelsalat u. Senf	171	rot	gelb	rot	gelb
Bohne grün gegart	25	grün	grün	grün	grün
Bohne gr. in Butter geschwenkt	73	rot	rot	grün	gelb
Bohne grün Konserve gegart	21	grün	grün	grün	grün
Bohne grün TK gegart	27	grün	grün	grün	grün
Bohne weiß	263	grün	grün	grün	grün
Bohne weiß gegart	112	grün	grün	grün	grün
Bohne weiß Konserve gegart	60	grün	grün	grün	gelb
Bohneneintopf weiß mit Rind	109	grün	grün	grün	grün

Bohnenkraut frisch

Lebensmittel	Kalorien pro 100 g	Fett	Cholesterin	Sattfaktor	Fitfaktor
Bohnenkraut frisch	49	🟢	🟢	🟢	🟢
Bohnenkraut getrocknet	298	🟢	🟢	🟢	🟢
Bohnensalat grün mit Öl	54	🔴	🟢	🟢	🟢
Bohnensalat sauer	20	🟢	🟢	🟢	🟢
Bohnensuppe weiß mit Fleisch	63	🟢	🟡	🟢	🟡
Bonbons	391	🟢	🟢	🔴	🔴
Borretsch frisch	23	🟢	🟢	🟢	🟢
Borretsch getrocknet	185	🟢	🟢	🟢	🟢
Borschtsch	40	🟡	🔴	🟡	🟡
Bouillabaisse	77	🟡	🔴	🔴	🟡
Bouillon	49	🟡	🔴	🔴	🟡
Boysenbeere	34	🟢	🟢	🟢	🟢
Boysenbeere Konserve netto	74	🟢	🟢	🟢	🟢
Boysenbeerkonfitüre	269	🟢	🟢	🔴	🟡
Boysenbeernektar	50	🟢	🟢	🔴	🟡
Boysenbeersaft	39	🟢	🟢	🔴	🟢
Brandteig	201	🔴	🔴	🔴	🟡
Branntweinessig	20	🟢	🟢	🔴	🟢
Bratapfel	102	🟡	🟢	🟡	🟡
Bratapfel mit Vanillesosse	76	🟢	🟢	🔴	🟡
Bratensoße Konserve	52	🟡	🟡	🔴	🟡
Bratensoße Trockenpulver	149	🟢	🟢	🔴	🟡
Bratfett tierisch	878	🔴	🔴	🔴	🔴
Brathering	277	🔴	🔴	🔴	🟡
Brathering Konserve netto	193	🟡	🔴	🔴	🟡
Bratkartoffeln	88	🟢	🟢	🟡	🟡
Bratkart. m. Speck u. Zwiebeln	104	🟡	🟢	🟡	🟡
Bratlinge vegetarisch	147	🟡	🟢	🟡	🟡
Bratwurst	282	🔴	🟡	🔴	🔴
Bratwurst geräuchert	287	🔴	🔴	🔴	🔴

Lebensmittel	Kalorien pro 100g	Fett	Cholesterin	Sattfaktor	Fitfaktor
Bratwurst grob	313	rot	rot	rot	rot
Bratwurst m. Brötchen u. Senf	264	rot	gelb	rot	gelb
Brause mit Fruchtgeschmack	42	grün	grün	rot	gelb
Brennnessel	49	grün	grün	grün	grün
Brennnessel getrocknet	271	grün	grün	grün	grün
Brennnesseltrunk	17	grün	grün	rot	grün
Brie 45 % F. i. Tr.	284	rot	gelb	rot	gelb
Brioches o. Füllung	268	gelb	rot	rot	rot
Brokkoli gegart	23	grün	grün	grün	grün
Brokkoli	26	grün	grün	grün	grün
Brokkoli TK	28	grün	grün	grün	grün
Brokkolicremesuppe	37	gelb	gelb	gelb	grün
Brombeere gegart	32	gelb	grün	grün	grün
Brombeere Konserve netto	74	grün	grün	grün	gelb
Brombeere	30	gelb	grün	grün	grün
Brombeere TK	31	gelb	grün	grün	grün
Brombeerkonfitüre	267	grün	grün	rot	gelb
Brombeersaft	34	grün	grün	rot	grün
Brötchen	248	grün	grün	rot	gelb
Brötchen m. Ölsamen	251	grün	grün	rot	grün
Brühe gekörnt	149	grün	grün	rot	gelb
Brühe instant	149	grün	grün	rot	gelb
Brunnenkresse	19	grün	grün	grün	grün
Buchecker	588	rot	grün	rot	grün
Buchweizen geschält gegart	91	grün	grün	rot	grün
Buchweizen geschält	340	grün	grün	rot	grün
Buchweizen Vollkorn gegart	109	grün	grün	grün	grün
Buchweizen Vollkorn	340	grün	grün	rot	grün
Buchweizenmehl	346	grün	grün	rot	grün
Buchweizenvollkornmehl	341	grün	grün	rot	grün

Lebensmittel	Kalorien pro 100 g	Fett	Cholesterin	Sattfaktor	Fitfaktor
Buchweizenvollkornbrot	215	⚪⚪🟢	⚪⚪🟢	⚪🟡⚪	⚪⚪🟢
Bückling	217	🔴⚪⚪	🔴⚪⚪	🔴⚪⚪	⚪🟡⚪
Bulgur	325	⚪⚪🟢	⚪⚪🟢	⚪⚪🟢	🟢⚪⚪
Burgunder	78	⚪⚪🟢	⚪⚪🟢	🔴⚪⚪	🔴⚪⚪
Buschbohne grün	25	⚪🟢⚪	⚪🟢⚪	🟢⚪⚪	⚪⚪🟢
Buschb. grün netto Konserve	21	⚪⚪🟢	⚪⚪🟢	⚪⚪🟢	⚪⚪🟢
Butter	741	🔴⚪⚪	🔴⚪⚪	🔴⚪⚪	🔴⚪⚪
Butter halbfett	382	🔴⚪⚪	🔴⚪⚪	🔴⚪⚪	⚪🟡⚪
Butter mit Kräutern	650	🔴⚪⚪	🔴⚪⚪	🔴⚪⚪	🔴⚪⚪
Buttercremetorte Biskuit	316	🔴⚪⚪	🔴⚪⚪	🔴⚪⚪	🔴⚪⚪
Buttergebäck	498	⚪🟡⚪	🔴⚪⚪	🔴⚪⚪	🔴⚪⚪
Butterhörnchen	301	⚪⚪🟢	⚪⚪🟢	🔴⚪⚪	⚪🟡⚪
Butterkäse 45% F. i. Tr.	299	🔴⚪⚪	⚪🟡⚪	🔴⚪⚪	🔴⚪⚪
Butterkeks	480	⚪🟡⚪	⚪🟡⚪	🔴⚪⚪	⚪🟡⚪
Butterkuchen	376	⚪🟡⚪	⚪🟡⚪	🔴⚪⚪	🔴⚪⚪
Buttermilch	36	⚪⚪🟢	⚪⚪🟢	🔴⚪⚪	⚪⚪🟢
Buttermilch m. Fruchtzubereitung	75	⚪⚪🟢	⚪⚪🟢	🔴⚪⚪	⚪🟡⚪
Butternockerl	167	⚪🟡⚪	🔴⚪⚪	🔴⚪⚪	🔴⚪⚪
Butterpilz frisch	11	⚪🟡⚪	⚪⚪🟢	⚪🟢⚪	⚪⚪🟢
Butterpilz getrocknet	115	⚪🟢⚪	⚪🟢⚪	⚪🟢⚪	⚪🟢⚪
Butterpilz Konserve netto	11	⚪⚪🟢	⚪⚪🟢	⚪🟢⚪	⚪⚪🟢
Butterschmalz	880	🔴⚪⚪	🔴⚪⚪	🔴⚪⚪	🔴⚪⚪
C					
Cabanossi	451	🔴⚪⚪	⚪🟡⚪	🔴⚪⚪	⚪🟡⚪
Calvados	313	⚪⚪🟢	⚪⚪🟢	🔴⚪⚪	🔴⚪⚪
Camembert 20 % F. i. Tr.	175	⚪🟡⚪	⚪🟡⚪	🔴⚪⚪	⚪🟡⚪
Camembert 45 % F. i. Tr.	288	🔴⚪⚪	🔴⚪⚪	🔴⚪⚪	⚪🟡⚪
Camembert 70 % F. i. Tr.	408	🔴⚪⚪	🔴⚪⚪	🔴⚪⚪	🔴⚪⚪
Camembert gebacken	200	⚪🟡⚪	🔴⚪⚪	🔴⚪⚪	🔴⚪⚪
Cannelloni überbacken	147	⚪🟡⚪	🔴⚪⚪	🔴⚪⚪	🔴⚪⚪

Lebensmittel	Kalorien pro 100 g	Fett	Cholesterin	Sattfaktor	Fitfaktor
Cashewnuss	568	🔴⚪⚪	⚪⚪🟢	🔴⚪⚪	⚪🟡⚪
Cashew. geröstet u. gesalzen	583	🔴⚪⚪	⚪🟢⚪	🔴⚪⚪	⚪🟡⚪
Cervelatwurst	369	🔴⚪⚪	🔴⚪⚪	🔴⚪⚪	🔴⚪⚪
Cevapcici m. Reis u. Zwiebeln	236	🔴⚪⚪	⚪🔴⚪	🔴⚪⚪	🔴⚪⚪
Champagner	79	⚪⚪🟢	⚪⚪🟢	🔴⚪⚪	⚪🟡⚪
Champignon getrocknet gegart	163	⚪⚪🟢	⚪⚪🟢	⚪⚪🟢	⚪⚪🟢
Champignon gegart	15	⚪🟢⚪	⚪⚪🟢	⚪⚪🟢	⚪⚪🟢
Champignon getrocknet	211	⚪🟢⚪	⚪⚪🟢	⚪⚪🟢	⚪⚪🟢
Champignon Konserve gegart	14	⚪🟢⚪	⚪⚪🟢	⚪⚪🟢	⚪⚪🟢
Champignon	15	⚪🟢⚪	⚪⚪🟢	⚪⚪🟢	⚪⚪🟢
Champignon TK gegart	19	⚪🟢⚪	⚪⚪🟢	⚪⚪🟢	⚪⚪🟢
Champignoncremesuppe	32	🔴⚪⚪	⚪⚪🟢	🔴⚪⚪	⚪🟡⚪
Champ.cremes. Trockenprodukt	391	🔴⚪⚪	⚪⚪🟢	⚪🟡⚪	⚪🟡⚪
Champignons gedünstet	56	🔴⚪⚪	🔴⚪⚪	⚪🟡⚪	⚪🟡⚪
Champignons in Sahnesoße	71	🔴⚪⚪	🔴⚪⚪	⚪🟡⚪	⚪🟡⚪
Cheddar 50 % F. i. Tr.	405	🔴⚪⚪	🔴⚪⚪	⚪🟡⚪	🔴⚪⚪
Cheeseburger	258	⚪🟡⚪	⚪🟡⚪	🔴⚪⚪	⚪🟡⚪
Cherry Brandy	305	⚪🟢⚪	⚪⚪🟢	🔴⚪⚪	🔴⚪⚪
Chester 45 % F. i. Tr.	367	🔴⚪⚪	⚪🟡⚪	🔴⚪⚪	⚪🟡⚪
Chicoree mit Käse überbacken	72	🔴⚪⚪	🔴⚪⚪	🔴⚪⚪	⚪🟡⚪
Chicoree netto	17	⚪🟢⚪	⚪⚪🟢	⚪⚪🟢	⚪⚪🟢
Chicoreesalat mit Öl	142	🔴⚪⚪	⚪⚪🟢	⚪🟡⚪	⚪🟡⚪
Chilli con carne	80	🔴⚪⚪	⚪🟡⚪	⚪🟡⚪	⚪🟡⚪
Chilli Gewürz	329	⚪🟡⚪	⚪⚪🟢	⚪⚪🟢	⚪⚪🟢
Chillisoße mit Tomaten	126	⚪🟢⚪	⚪⚪🟢	⚪⚪🟢	⚪⚪🟢
Chinakohl gegart	12	⚪🟢⚪	⚪⚪🟢	⚪⚪🟢	⚪⚪🟢
Chinakohl	14	⚪🟢⚪	⚪⚪🟢	⚪⚪🟢	⚪⚪🟢
Chinesische Suppe	78	⚪🟡⚪	⚪🔴⚪	🔴⚪⚪	⚪🟡⚪
Clementine Konserve netto	80	⚪🟢⚪	⚪⚪🟢	⚪🟡⚪	⚪🟡⚪
Clementine	46	⚪🟢⚪	⚪⚪🟢	⚪⚪🟢	⚪⚪🟢

Clementinensaft

Lebensmittel	Kalorien pro 100 g	Fett	Cholesterin	Sattfaktor	Fitfaktor
Clementinensaft	44	grün	grün	rot	grün
Cocktail Dressing Fertigprodukt	577	rot	gelb	rot	gelb
Cocktail Kirsche	265	grün	grün	rot	gelb
Cocktails	141	grün	grün	rot	rot
Cognac	237	grün	grün	rot	rot
Cola	61	grün	grün	rot	rot
Cola kalorienarm	4	grün	grün	rot	grün
Cordon bleu vom Kalb	183	gelb	rot	rot	rot
Cordon bleu vom Schwein	217	gelb	rot	rot	rot
Corned Beef	141	gelb	rot	rot	gelb
Corned Beef deutsch Konserve	126	grün	rot	rot	rot
Cornflakes	355	grün	grün	rot	gelb
Cornichons netto	16	grün	grün	grün	grün
Couscous	226	gelb	grün	rot	grün
Creme Fraiche 30% Fett	288	rot	rot	rot	rot
Cremetorte m. Schokoladenguss	297	gelb	rot	rot	rot
Croissant	508	rot	grün	rot	rot
Croque Mozzarella m. Tomaten	208	gelb	grün	rot	grün
Croque Salami m. Salat u. Tomate	250	gelb	gelb	rot	gelb
Curacao	318	grün	grün	rot	rot
Curry Bratwurst	273	rot	gelb	rot	gelb
Curry Grillsoße	134	grün	grün	rot	gelb
Curry Reisfleisch	124	grün	gelb	rot	gelb
Curryketchup	110	grün	grün	rot	grün
Currypulver	319	grün	grün	grün	gelb
Currysoße indisch	64	rot	grün	gelb	grün
Currywurst mit Curryketchup	264	rot	gelb	rot	gelb
D					
Dampfnudeln	255	gelb	rot	rot	rot
Danablu 50 % F. i. Tr.	345	rot	rot	rot	rot

Lebensmittel	Kalorien pro 100 g	Fett	Cholesterin	Sattfaktor	Fitfaktor
Danbo 45 % F. i. Tr.	322	🔴⚪⚪	⚪🟡⚪	🔴⚪⚪	⚪🟡⚪
Dattel frisch	280	⚪⚪🟢	⚪⚪🟢	⚪⚪🟢	⚪⚪🟢
Dattel getrocknet	285	⚪⚪🟢	⚪⚪🟢	⚪⚪🟢	⚪⚪🟢
Debreziner	330	🔴⚪⚪	⚪🟡⚪	🔴⚪⚪	⚪🟡⚪
Debreziner Bohnengulasch	92	🔴⚪⚪	🔴⚪⚪	⚪🟡⚪	⚪🟡⚪
Delikatess Leberwurst	328	🔴⚪⚪	🔴⚪⚪	🔴⚪⚪	⚪🟡⚪
Dessertwein	190	⚪⚪🟢	⚪⚪🟢	🔴⚪⚪	🔴⚪⚪
Deutsche Salami	365	🔴⚪⚪	🔴⚪⚪	🔴⚪⚪	🔴⚪⚪
Diabetiker Eiswaffeln	446	🔴⚪⚪	🔴⚪⚪	🔴⚪⚪	⚪🟡⚪
Diabetiker Haferkeks	414	⚪🟡⚪	⚪⚪🟢	⚪🟡⚪	⚪⚪🟢
Diabetiker Kompott	80	⚪⚪🟢	⚪⚪🟢	🔴⚪⚪	⚪🟡⚪
Diabetiker Nussnougatcreme	521	⚪🟡⚪	⚪⚪🟢	🔴⚪⚪	🔴⚪⚪
Diabetiker Vollkornzwieback	352	⚪⚪🟢	⚪⚪🟢	⚪⚪🟢	⚪🟡⚪
Diabetikerbier Pils	38	⚪⚪🟢	⚪⚪🟢	🔴⚪⚪	🔴⚪⚪
Diab.-marmelade m. Fruchtzucker	109	⚪⚪🟢	⚪⚪🟢	🔴⚪⚪	⚪⚪🟢
Diabetikerschokolade	409	⚪⚪🟢	⚪⚪🟢	⚪🟡⚪	⚪⚪🟢
Diabetikersirup	272	⚪⚪🟢	⚪⚪🟢	🔴⚪⚪	⚪🟡⚪
Diabetikersüßspeisen	64	⚪🟡⚪	🔴⚪⚪	⚪🟡⚪	⚪⚪🟢
»Diabetikerzucker«	236	⚪⚪🟢	⚪⚪🟢	🔴⚪⚪	⚪🟡⚪
Dicke Bohne gegart	99	⚪⚪🟢	⚪⚪🟢	⚪⚪🟢	⚪⚪🟢
Dicke Bohne Konserve netto	72	⚪⚪🟢	⚪⚪🟢	⚪⚪🟢	⚪⚪🟢
Dicke Bohne Konserve gegart	53	⚪⚪🟢	⚪⚪🟢	⚪⚪🟢	⚪⚪🟢
Dicke Bohne TK	89	⚪⚪🟢	⚪⚪🟢	⚪⚪🟢	⚪⚪🟢
Dicke Bohneneintopf mit Speck	168	⚪🟡⚪	⚪⚪🟢	⚪⚪🟢	⚪⚪🟢
Dickmilch 1,5 % Fett	46	⚪🟡⚪	⚪🟡⚪	🔴⚪⚪	⚪🟡⚪
Dickmilch 3,5 % Fett	64	⚪🟡⚪	🔴⚪⚪	🔴⚪⚪	⚪🟡⚪
Dickm. m. Früchten 3,5 % Fett	97	⚪⚪🟢	⚪🟡⚪	🔴⚪⚪	🔴⚪⚪
Dickm. m. Früchten 1,5 % Fett	83	⚪⚪🟢	⚪⚪🟢	🔴⚪⚪	⚪🟡⚪
Dill frisch	55	⚪⚪🟢	⚪⚪🟢	⚪⚪🟢	⚪⚪🟢
Dill getrocknet	256	⚪⚪🟢	⚪⚪🟢	⚪⚪🟢	⚪⚪🟢

Dill Gewürz

Lebensmittel	Kalorien pro 100 g	Fett	Cholesterin	Sattfaktor	Fitfaktor
Dill Gewürz	293	grün	grün	grün	grün
Dill TK	55	grün	grün	grün	
Dillgurke sauer	8	grün	grün	grün	
Distelöl	879	rot	grün	rot	grün
Dominosteine	386	grün	grün	rot	rot
Donauwellen	312	rot	rot	rot	rot
Döner Kebab	190	grün	rot	rot	
Doppelbock	62	grün	grün	rot	gelb
Dosenschinken	121	gelb	rot	rot	
Dresdner Stollen	408	gelb	gelb	rot	gelb
E					
Eclairs mit Sahne	294	rot	rot	rot	rot
Edamer 45 % F. i. Tr.	354	rot	gelb	rot	gelb
Edel Reizker frisch	14	gelb	grün	grün	grün
Edelkastanie geröstet	239	gelb	grün	grün	gelb
Edelkast. geröstet u. gesalzen	234	gelb	grün	grün	gelb
Edelkastanie gegart	168	grün	grün	grün	gelb
Edelpilzkäse 45 % F. i. Tr.	303	rot	gelb	rot	rot
Ei	154	rot	rot	rot	gelb
Ei gebraten	164	rot	rot	rot	rot
Ei gegart	149	rot	rot	rot	gelb
Eier mit Senfsoße	125	rot	rot	rot	rot
Eierlikör	285	grün	rot	rot	rot
Eierpfannkuchen	210	gelb	rot	rot	rot
Eierstich Suppeneinlage	109	rot	rot	rot	gelb
Eigelb	348	rot	rot	rot	rot
Eigelb getrocknet	661	rot	rot	rot	rot
Eintopf mit Gemüse	54	grün	grün	grün	grün
Eis mit Sahne	136	rot	rot	rot	rot
Eis mit Sahne und Früchten	126	rot	rot	rot	rot

Lebensmittel	Kalorien pro 100 g	Fett	Cholesterin	Sattfaktor	Fitfaktor
Eisbecher m. Sahne u. Früchten	198	🔴	🔴	🔴	🔴
Eisbein gekocht	140	🟡	🔴	🔴	🔴
Eisbein Haxe fe. gegart	250	🔴	🔴	🔴	🔴
Eisbein Haxe mf. gegart	219	🟡	🔴	🔴	🔴
Eisbergsalat	13	🟢	🟢	🟢	🟢
Eiscreme	160	🟢	🟢	🔴	🔴
Eiskaffee	229	🔴	🔴	🔴	🔴
Eiskonfekt	522	🟡	🟢	🔴	🔴
Eiswein Beerenauslese	98	🟢	🟢	🔴	🔴
Eiweiß	50	🟢	🟢	🟢	🟢
Eiweißpulver	357	🟢	🟢	🔴	🔴
Elisenlebkuchen	412	🟡	🟡	🔴	🔴
Emmentaler 45 % F. i. Tr.	383	🔴	🔴	🔴	🔴
Endivien	11	🟢	🟢	🟢	🟢
Energieriegel Haselnusscreme	461	🟡	🟢	🟡	🔴
Ente m. Haut gegart	174	🟡	🔴	🔴	🔴
Entenfett	882	🔴	🟡	🔴	🟡
Entenklein gegart	177	🟡	🔴	🔴	🔴
Entenleber	131	🟡	🔴	🔴	🟢
Entenschenkel gegart	182	🟡	🔴	🔴	🔴
Erbse gekeimt	32	🟢	🟢	🟢	🟢
Erbse grün getrocknet gegart	105	🟢	🟢	🟢	🟡
Erbse grün gegart	84	🟢	🟢	🟢	🟢
Erbse grün Konserve gegart	70	🟢	🟢	🟢	🟡
Erbse grün TK gegart	84	🟢	🟢	🟢	🟢
Erbseneintopf mit Würstchen	90	🟡	🟢	🟡	🟢
Erbsenpüree von Trockenerbsen	94	🟢	🟢	🟢	🟢
Erbsensuppe	61	🟡	🟢	🟡	🟡
Erbsensuppe mit Speck	86	🟡	🟢	🟢	🟡
Erbswurst	306	🔴	🟢	🟡	🟡

Erdbeerbowle

Lebensmittel	Kalorien pro 100 g	Fett	Cholesterin	Sattfaktor	Fitfaktor
Erdbeerbowle	79	⚪⚪🟢	⚪⚪🟢	🔴⚪⚪	🔴⚪⚪
Erdbeercreme	161	🔴⚪⚪	🔴⚪⚪	🔴⚪⚪	🔴⚪⚪
Erdbeere Konserve netto	66	⚪⚪🟢	⚪⚪🟢	⚪🟡⚪	⚪⚪🟢
Erdbeere	32	⚪⚪🟢	⚪⚪🟢	⚪⚪🟢	⚪⚪🟢
Erdbeere TK	34	⚪🟢⚪	⚪⚪🟢	⚪⚪🟢	⚪⚪🟢
Erdbeereis	105	⚪⚪🟢	⚪⚪🟢	🔴⚪⚪	⚪🟡⚪
Erdbeeren gezuckert	94	⚪⚪🟢	⚪⚪🟢	⚪🟡⚪	⚪🟡⚪
Erdbeerkonfitüre	268	⚪⚪🟢	⚪⚪🟢	🔴⚪⚪	⚪🟡⚪
Erdnuss dragiert	530	🔴⚪⚪	⚪⚪🟢	⚪🟡⚪	🔴⚪⚪
Erdnuss entfettet	275	⚪⚪🟢	⚪⚪🟢	⚪⚪🟢	⚪🟡⚪
Erdnuss geröstet und gesalzen	568	🔴⚪⚪	⚪⚪🟢	⚪🟡⚪	⚪🟡⚪
Erdnuss geröstet	579	🔴⚪⚪	⚪⚪🟢	⚪🟡⚪	⚪🟡⚪
Erdnuss	561	🔴⚪⚪	⚪⚪🟢	⚪🟡⚪	⚪⚪🟢
Erdnussbutter	597	🔴⚪⚪	⚪⚪🟢	🔴⚪⚪	⚪🟡⚪
Erdnussflips	529	🔴⚪⚪	⚪⚪🟢	⚪⚪🟢	🔴⚪⚪
Erdnussöl	879	🔴⚪⚪	⚪⚪🟢	🔴⚪⚪	⚪⚪🟢
Esrom 45 % F. i. Tr.	313	🔴⚪⚪	⚪🟡⚪	🔴⚪⚪	⚪🟡⚪
Essig	19	⚪⚪🟢	⚪⚪🟢	🔴⚪⚪	⚪⚪🟢
Essig Kräutersoße	531	🔴⚪⚪	⚪⚪🟢	⚪⚪🟢	⚪⚪🟢
Essigmarinade	302	🔴⚪⚪	⚪⚪🟢	🔴⚪⚪	⚪⚪🟢
Essigsäure	284	⚪⚪🟢	⚪⚪🟢	🔴⚪⚪	⚪⚪🟢
Estragon frisch	49	⚪⚪🟢	⚪⚪🟢	⚪⚪🟢	⚪🟡⚪
Estragon getrocknet	332	⚪⚪🟢	⚪⚪🟢	⚪🟡⚪	⚪⚪🟢
F					
Fasan	135	⚪🟡⚪	🔴⚪⚪	🔴⚪⚪	⚪🟡⚪
Feige frisch	63	⚪⚪🟢	⚪⚪🟢	⚪⚪🟢	⚪⚪🟢
Feige getrocknet	284	⚪⚪🟢	⚪⚪🟢	⚪⚪🟢	⚪⚪🟢
Feldsalat	14	⚪⚪🟢	⚪⚪🟢	⚪⚪🟢	⚪⚪🟢
Fenchel gegart	22	⚪⚪🟢	⚪⚪🟢	⚪⚪🟢	⚪⚪🟢
Fenchel	25	⚪⚪🟢	⚪⚪🟢	⚪⚪🟢	⚪⚪🟢

Lebensmittel	Kalorien pro 100 g	Fett	Cholesterin	Sattfaktor	Fitfaktor
Fenchel TK gegart	25	🟢	🟢	🟢	🟢
Fenchelgemüse gedünstet	53	🔴	🟡	🟢	🟡
Fenchelsamen frisch	345	🟡	🟢	🟢	🟡
Ferkel mf.	177	🔴	🔴	🔴	
Feta	236	🔴	🟡	🔴	🟡
Filetsteak gebraten	148	🟡	🔴	🔴	🔴
Filetsteak mit Kräuterbutter	274	🔴	🔴	🔴	🟡
Fisch Konservensuppe	65	🟡	🔴	🔴	🟡
Fisch TK paniert	118	🟢	🔴	🔴	
Fischbrühe	23	🔴	🟢	🔴	🟢
Fischfilet gebraten	116	🟡	🔴	🔴	🔴
Fischfilet gegrillt	142	🟡	🔴	🔴	🟡
Fischfilet gekocht	93	🟢	🔴	🔴	🟡
Fischfilet Müllerin	179	🟡	🔴	🔴	🟡
Fischfilet paniert	173	🟡	🔴	🔴	🔴
Fischfrikadelle	158	🟡	🔴	🔴	
Fischklops	97	🟢	🔴	🔴	🔴
Fischrogen frisch	139	🟢	🔴	🔴	🟢
Fischrogen gegart	159	🟢	🔴	🔴	🟡
Fischstäbchen gebraten	193	🟡	🔴	🔴	🔴
Fischsuppe gebunden	123	🔴	🔴	🔴	🟡
Fladenbrot	235	🟢	🟢	🔴	
Flädle Trockenprod.	352	🟢	🔴	🔴	
Flädlesuppe	67	🟡	🟡	🔴	
Flammeri mit Erdbeeren	144	🔴	🔴	🔴	🔴
Fleisch gegart	223	🟡	🔴	🔴	🟡
Fleisch roh	202	🔴	🔴	🔴	🟡
Fleischbrühe klar	49	🟡	🔴	🔴	🟢
Fleischbrühe Konserve	24	🔴	🟢	🔴	🟢
Fleischbrühe mit Gemüse	40	🟡	🔴	🔴	🟡

Fleischbrühe mit Nudeln

Lebensmittel	Kalorien pro 100 g	Fett	Cholesterin	Sattfaktor	Fitfaktor
Fleischbrühe mit Nudeln	65	gelb	rot	rot	gelb
Fleischbrühe Würfel	149	grün	grün	rot	grün
Fleischkäse einfach	316	rot	gelb	rot	gelb
Fleischkäse grob	269	rot	gelb	rot	gelb
Fleischsuppe klar Brühwürfel	149	grün	grün	rot	grün
Fleischtomate	17	grün	grün	grün	grün
Fleischwurst	283	rot	gelb	rot	gelb
Fleischwurst Konserve	326	rot	gelb	rot	gelb
Fleischwürzmittel	224	grün	grün	rot	grün
Flunder gebraten	147	gelb	rot	rot	rot
Flunder gegart	46	gelb	rot	rot	gelb
Flunder geräuchert	101	gelb	rot	rot	gelb
Flunder paniert	179	gelb	rot	rot	rot
Flusskrebs gegart	92	grün	rot	rot	gelb
Flusskrebs Konserve in Öl netto	153	rot	rot	rot	gelb
Forelle blau	118	grün	rot	rot	gelb
Forelle gegart	64	grün	rot	rot	gelb
Forelle geräuchert	120	grün	rot	rot	gelb
Forelle Müllerin	177	gelb	rot	rot	gelb
Forelle paniert	188	gelb	rot	rot	rot
Forelle TK gegart	123	grün	rot	rot	gelb
Frankfurter Kranz	363	rot	rot	rot	rot
Frankfurter Würstchen	276	rot	rot	rot	gelb
French Dressing Fertigprodukt	208	rot	grün	rot	gelb
Frikadelle	156	gelb	rot	rot	rot
Frik. m. Kartoffelsalat u. Senf	109	gelb	gelb	gelb	gelb
Frischkäse 50 % F. i. Tr.	281	rot	rot	rot	gelb
Frischk. m. Kräutern Magerstufe	90	grün	grün	rot	gelb
Frischkäsezubereitung 20 % F. i. Tr.	105	gelb	gelb	rot	gelb
Frischkäsezubereitung 50 % F. i. Tr.	284	rot	rot	rot	gelb

Lebensmittel	Kalorien pro 100 g	Fett	Cholesterin	Sattfaktor	Fitfaktor
Fritierfett	883	rot	grün	rot	rot
Froschschenkel gegart	48	grün	rot	rot	rot
Froschschenkelfleisch gegart	69	grün	rot	rot	gelb
Fruchtcreme	313	gelb	grün	rot	gelb
Früchtebrot	350	gelb	gelb	rot	rot
Fruchteis	132	grün	grün	rot	gelb
Früchtemüsli	340	grün	grün	gelb	grün
Früchtequark	103	grün	grün	rot	gelb
Früchtetee	1	grün	grün		
Fruchtgummi	188	grün	grün		rot
Fruchtjoghurt mit Süßstoff	64	gelb	rot	gelb	rot
Fruchtquark mit Süßstoff	73	grün	grün	rot	
Fruchtsaftgetränk Zitrus	47	grün	grün		grün
Fruchtsaftg. Zitrus kalorienarm	12	grün	grün	gelb	grün
Fruchtsaftgetränk Trauben	62	grün	grün	rot	gelb
Fruchtsaftlikör	305	grün	grün	rot	rot
Fruchtzucker	405	grün	grün	rot	gelb
Frühlingsqu. m. Kartoffel u. Butter	103	gelb	gelb	rot	grün
Frühlingsrolle m. Gemüsefüllung	203	rot	gelb	rot	gelb
Frühlingssuppe klar	50	grün	gelb	gelb	grün
Fürst Pückler Bombe	322	rot	rot	rot	rot
G					
Gans frisch	338	rot	rot	rot	rot
Gans gegart	279	rot	rot	rot	rot
Gänsebraten mit Soße	325	rot	rot	rot	rot
Gänseklein gegart	291	rot	rot	rot	rot
Gänseleber	131	gelb	rot	rot	rot
Gänseleberpastete	247	rot	rot	rot	rot
Gänseleberwurst mit Trüffeln	252	rot	rot	rot	gelb
Gänseschenkel TK	218	rot	rot	rot	rot

Gänseschmalz

Lebensmittel	Kalorien pro 100 g	Fett	Cholesterin	Sattfaktor	Fitfaktor
Gänseschmalz	883	rot	gelb	rot	gelb
Garnele	102	grün	rot	rot	gelb
Garnelensuppe Konserve	88	grün	rot	rot	gelb
Gartenkürbis	13	grün	grün	rot	grün
Gartenkürbis Konserve	9	grün	grün	grün	grün
Gazpacho	19	rot	gelb	gelb	grün
Geflügel gegart	189	gelb	rot	rot	grün
Geflügelbrühe	80	rot	rot	rot	rot
Geflügelcremesuppe	60	rot	grün	rot	grün
Geflügeldöner	164	grün	rot	rot	gelb
Gekochte Eier	154	rot	rot	rot	rot
Gekröse Kalb gegart	135	gelb	rot	rot	grün
Gelatine	343	grün	grün	rot	grün
Gelee einfach	280	grün	grün	rot	gelb
Gelee extra	259	grün	grün	rot	gelb
Geleefrüchte	329	grün	grün	grün	gelb
Gemüse überbacken in Käsesoße	89	rot	rot	gelb	gelb
Gemüsebratling	132	gelb	grün	rot	grün
Gemüsebrühe	19	rot	rot	gelb	grün
Gemüseburger	118	grün	rot	gelb	gelb
Gemüsecremesuppe	37	gelb	gelb	gelb	grün
Gemüseeintopf	72	gelb	rot	grün	grün
Gemüseeintopf mit Rind	47	grün	gelb	grün	gelb
Gemüsemischung gegart	34	grün	grün	grün	grün
Gemüsemischung Kons. gegart	29	grün	grün	grün	grün
Gemüsemischung Kons. netto	32	grün	grün	grün	grün
Gemüsemischung TK gegart	34	grün	grün	grün	grün
Gemüseplatte mit Kartoffeln	80	gelb	grün	grün	grün
Gemüserisotto	101	grün	grün	gelb	grün
Gemüsesaft	32	grün	grün	rot	grün

Lebensmittel	Kalorien pro 100 g	Fett	Cholesterin	Sattfaktor	Fitfaktor
Gemüsesalat gegart m. Mayonnaise	87	🔴	🟡	🟢	🟡
Gemüses.gegart m. Joghurtdressing	41	🟢	🟢	🟢	🟢
Gemüses. gegart m. Essigmarinade	38	🟢	🟢	🟢	🟢
Gemüsesuppe ital.	38	🟡	🟡	🟢	🟡
Gemüsesuppe klar	45	🟡	🟡	🟢	🟡
Gemüsezwiebel	28	🟢	🟢	🟢	🟢
Germknödel	255	🟡	🟡	🔴	🔴
Gerste Vollkorn gegart	102	🟢	🟢	🟢	🟢
Gerste Vollkorn	320	🟢	🟢	🟢	🟢
Gerstenbrot	210	🟢	🟢	🟡	🟢
Getränkepulver Orange	383	🟢	🟢	🔴	🟡
Getreidebratling	118	🟢	🟡	🟢	🟡
Gewürzgurke netto	16	🟢	🟢	🟢	🟢
Gewürzkuchen Rührteig	360	🟡	🔴	🔴	🔴
Gewürzmischung chinesisch	309	🟢	🟢	🟡	🟡
Gin	262	🟢	🟢	🔴	🔴
Glühwein	105	🟢	🟢	🔴	🔴
Glutamat	402	🟢	🟢	🔴	🟡
Glutenfr. Biskuit	496	🟡	🟢	🔴	🟡
Glutenfr. Brot dunkel	222	🟢	🟢	🔴	🟡
Glutenfr. Brot hell	234	🟢	🟢	🔴	🟢
Glutenfr. Hirsebrot	253	🟢	🟢	🟡	🟢
Glutenfr. Kastanienbrot	177	🟢	🟢	🔴	🟢
Glutenfr. Körnerbrot	218	🟢	🟢	🟢	🟡
Glutenfr. Kuchen	414	🟡	🟢	🔴	🟡
Glutenfr. Löffelbiskuit	418	🟢	🔴	🔴	🔴
Glutenfr. Maiskeks	438	🟡	🟢	🔴	🟡
Glutenfr. Mehl	350	🟢	🟢	🔴	🟢
Glutenfr. Mehlmischung f. Brot	349	🟢	🟢	🔴	🟢
Glutenfr. Nudeln roh	355	🟢	🟢	🔴	🟢

Lebensmittel	Kalorien pro 100 g	Fett	Cholesterin	Sattfaktor	Fitfaktor
Glutenfr. Paniermehl	373	grün	grün	rot	grün
Glutenfr. Plätzchen	235	grün	grün	rot	grün
Glutenfr. Waffeln	511	gelb	grün	rot	gelb
Glutenfr. Zwieback	435	gelb	gelb	rot	gelb
Goldbackfisch TK	150	gelb	rot	rot	rot
Gorgonzola	356	rot	rot	rot	rot
Gouda 45 % F. i. Tr.	365	rot	gelb	rot	gelb
Gouda 60 % F. i. Tr.	420	rot	rot	rot	rot
Grahambrot	212	grün	grün	grün	grün
Granatapfel	78	grün	grün	gelb	grün
Granatapfelsaft	77	grün	grün	rot	gelb
Grand Marnier	318	grün	grün	grün	rot
Grapefruit gezuckert	99	grün	grün	grün	gelb
Grapefruit	50	grün	grün	rot	grün
Grapefruitsaft	48	grün	grün	rot	grün
Graubrot	210	grün	grün	gelb	gelb
Graupen	339	grün	grün	rot	grün
Graupensuppe	49	gelb	grün	rot	grün
Graupensuppe klar	68	gelb	gelb	rot	gelb
Greyerzer 50 % F. i. Tr.	406	rot	rot	rot	rot
Grießbrei	73	grün	rot	rot	rot
Grießklößchen Trockenprodukt	352	grün	rot	rot	gelb
Grießklößchensuppe	144	rot	rot	rot	gelb
Grießklöße	151	gelb	rot	rot	gelb
Grießklöße Fertigprodukt	161	grün	rot	rot	gelb
Grießsuppe mit Gemüseeinlage	47	gelb	grün	gelb	grün
Grillsoße Barbecue	146	grün	grün	rot	gelb
Grillsoße mexikanisch	59	grün	grün	grün	grün
Grillsteak	159	grün	rot	rot	gelb
Grüne Bohneneintopf mit Rind	61	grün	gelb	grün	grün

Lebensmittel	Kalorien pro 100 g	Fett	Cholesterin	Sattfaktor	Fitfaktor
Grüne Soße	235	🔴	🟡	🔴	🟡
Grünkern Gemüse Bratling	144	🟡	🔴	🟡	🟢
Grünkern Vollkorn gegart	104	🟢	🟢	🟢	🟢
Grünkern Vollkorn	324	🟢	🟢	🟡	🟢
Grünkernsuppe	99	🔴	🟡	🔴	🟡
Grünkohl gegart	28	🟢	🟢	🟢	🟢
Grünkohl Konserve netto	33	🟢	🟢	🟢	🟢
Grünkohl	37	🟢	🟢	🟢	🟢
Grünkohl TK	40	🟢	🟢	🟢	🟢
Grünkohleintopf m. Schweinebauch	116	🔴	🟡	🟡	🟡
Guave Konserve netto	76	🟢	🟢	🟢	🟡
Guave	38	🟢	🟢	🟢	🟢
Guavennektar	51	🟢	🟢	🔴	🟡
Gulaschsuppe	62	🟡	🟡	🔴	🟡
Gulaschsuppe Konserve	110	🟡	🔴	🔴	🔴
Gummi Arabicum	343	🟢	🟢	🟢	🟢
Gummibonbons	188	🟢	🟢	🔴	🟡
Gurke gesäuert	7	🟢	🟢	🟢	🟢
Gurke Konserve netto	10	🟢	🟢	🟢	🟢
Gurke	12	🟢	🟢	🟢	🟢
Gurke sauer	8	🟢	🟢	🟢	🟢
Gurke süß-sauer	18	🟢	🟢	🟢	🟢
Gurkengemüse	31	🔴	🟡	🟡	🟢
Gurkensalat mit Dressing	41	🔴	🟢	🔴	🟢
H					
Hackbraten m. Soße	179	🔴	🔴	🔴	🔴
Hackfleisch Schwein roh	250	🔴	🔴	🔴	🔴
Hackfleisch Schwein gegart	264	🔴	🔴	🔴	🔴
Hackfleisch gemischt gegart	239	🔴	🔴	🔴	🔴
Hackfleisch gemischt roh	221	🔴	🔴	🔴	🔴

Lebensmittel	Kalorien pro 100 g	Fett	Cholesterin	Sattfaktor	Fitfaktor
Hackfleisch Rind gegart	223	gelb	rot	rot	rot
Hackfleisch Rind roh	202	rot	rot	rot	rot
Hacksteak Fertiggericht	188	rot	rot	rot	rot
Hacksteak gegart	201	rot	rot	rot	rot
Hafer Vollkorn	353	grün	grün	gelb	grün
Haferbrei	161	gelb	grün	grün	gelb
Haferflocken	370	grün	grün	rot	grün
Haferflocken gegart	79	grün	grün	gelb	grün
Haferflocken Vollkorn	370	grün	grün	rot	grün
Haferflockenplätzchen	417	gelb	rot	rot	rot
Hafergrütze gegart	108	grün	grün	grün	grün
Hagebutte gegart	112	grün	grün	grün	grün
Hagebutte	108	grün	grün	grün	grün
Hagebuttenkonfitüre	296	grün	grün	rot	gelb
Hähnchen gegart	189	gelb	rot	rot	gelb
Hähnchen gegrillt	174	gelb	rot	rot	gelb
Hähnchen Innereien gegart	147	grün	rot	rot	gelb
Hähnchenbrustfilet gebraten	111	grün	rot	rot	gelb
Hähnchenflügel	208	rot	rot	rot	gelb
Hähnchenklein gegart	228	rot	rot	rot	gelb
Hähnchenleber gegart	147	grün	rot	rot	gelb
Hähnchenschenkel gegart	214	gelb	rot	rot	gelb
Halbbitterkuvertüre	396	grün	grün	gelb	rot
Hallimasch frisch	15	gelb	grün	grün	grün
Halwa	379	grün	grün	rot	rot
Hamburger	246	gelb	gelb	rot	gelb
Hamburger Aalsuppe	82	gelb	rot	gelb	rot
Hamburger Pfannfisch	107	gelb	rot	rot	gelb
Hammelbraten mg. gegart	180	gelb	rot	rot	gelb
Hammelbraten mf.	222	rot	rot	rot	gelb

Lebensmittel	Kalorien pro 100 g	Fett	Cholesterin	Sattfaktor	Fitfaktor
Hammelfilet gegart	150	🟢 rechts	🔴 links	🔴 links	🟡 mitte
Hammelkeule gegart	271	🔴 links	🔴 links	🔴 links	🟡 mitte
Hammelkotelett ma. gegart	247	🔴 links	🔴 links	🔴 links	🟡 rechts
Hammelkotelett mf. gegart	259	🔴 links	🔴 links	🔴 links	🟡 rechts
Hartkaramelle gefüllt	359	🟢 mitte	🟢 mitte		🔴 links
Hase fe. gegart	153	🟢 mitte	🔴 links	🔴 links	🔴 links
Hase ma. gegart	153	🟢 mitte	🔴 links	🔴 links	🟡 mitte
Hase mf. gegart	153	🟢 mitte	🔴 links	🔴 links	🟡 mitte
Haselnuss Krokant	451	🟢 mitte	🟢 mitte	🔴 links	🔴 links
Haselnuss netto	636	🔴 links	🟢 mitte	🔴 links	🟡 mitte
Haselnusscreme Dessert	236	🔴 links	🔴 links	🔴 links	🔴 links
Haselnussmus	652	🔴 links	🟢 mitte	🔴 links	🟡 mitte
Haselnussöl	882	🔴 links	🟢 mitte	🔴 links	🟢 rechts
Hasenbraten mit Soße	170	🔴 links	🔴 links	🔴 links	🟡 rechts
Hasenpfeffer mit Soße	153	🟡 mitte	🔴 links	🔴 links	🟡 rechts
Hasenragout	61	🟢 mitte	🔴 links	🔴 links	🟡 rechts
Hausmacher Blutwurst	344	🔴 links	🟡 mitte	🔴 links	🟡 rechts
Hausm. Blutwurst Konserve	344	🔴 links	🔴 links	🔴 links	🟡 rechts
Hausm. Leberwurst Konserve	301	🔴 links	🔴 links	🔴 links	🔴 links
Havarti 45 % F.i.Tr.	322	🔴 links	🟡 mitte	🔴 links	🟡 rechts
Hecht gegart	50	🟢 mitte	🔴 links	🔴 links	🟡 mitte
Hecht TK gegart	93	🟢 mitte	🔴 links	🔴 links	🟡 mitte
Hechtfilet gegart	93	🟢 mitte	🔴 links	🔴 links	🟡 rechts
Hechtfilet paniert	169	🟡 mitte	🔴 links	🔴 links	🔴 links
Hefe frisch	83	🟢 mitte	🟢 mitte	🟢 mitte	🟢 rechts
Hefe trocken	288	🟢 mitte	🟢 mitte	🟢 mitte	🟢 rechts
Hefeaufstrichpaste m. Kräutern	197	🔴 links	🟢 mitte	🟢 mitte	🟢 rechts
Hefeaufstrichp. m. Champignons	192	🔴 links	🟢 mitte	🟢 mitte	🟢 rechts
Hefebrühe Extrakt	291	🔴 links	🟢 mitte	🔴 links	🟢 rechts
Hefebrühe Extrakt mit Gemüse	260	🟡 mitte	🟢 mitte	🔴 links	🟢 rechts

Lebensmittel	Kalorien pro 100 g	Fett	Cholesterin	Sattfaktor	Fitfaktor
Hefebr. Extr. m. Gemüse gekörnt	239	gelb	grün	rot	grün
Hefeklöße im Backofen	279	grün	gelb	rot	gelb
Hefeteig	302	gelb	gelb	rot	gelb
Hefeweizenbier	38	grün	grün	rot	rot
Hefezopf	302	grün	rot	rot	rot
Heidelbeere gegart	44	grün	grün	grün	grün
Heidelbeere gezuckert	103	grün	grün	grün	gelb
Heidelbeere Konserve netto	74	grün	grün	grün	gelb
Heidelbeere	42	grün	grün	grün	grün
Heidelbeere TK	44	grün	grün	grün	grün
Heidelbeerkonfitüre	271	grün	grün	rot	gelb
Heilbutt gegart	88	grün	rot	rot	gelb
Heilbutt gegrillt	171	gelb	rot	rot	gelb
Heilbutt geräuchert	102	grün	rot	rot	gelb
Heilbutt paniert	180	gelb	rot	rot	rot
Heilbutt TK gegart	112	grün	rot	rot	gelb
Heilbuttfilet	97	grün	rot	rot	gelb
Heilbuttfilet gegart	112	grün	rot	rot	gelb
Hering geräuchert	217	rot	rot	rot	gelb
Hering grün gegrillt	251	rot	rot	rot	gelb
Hering Konserve netto	203	rot	rot	rot	rot
Hering Konserve in Öl netto	207	rot	rot	rot	rot
Hering TK gegart	237	rot	rot	rot	gelb
Heringsfilet gegrillt	254	rot	rot	rot	gelb
Heringsfilet gegart	237	rot	rot	rot	gelb
Heringsfilet in Tomatensoße	184	rot	rot	rot	rot
Heringsfilet Matjesart	209	rot	rot	rot	rot
Heringsfilet m. Remouladensoße	199	rot	rot	rot	rot
Himbeere gegart	36	grün	grün	grün	grün
Himbeere Konserve netto	68	grün	grün	grün	gelb

Lebensmittel	Kalorien pro 100 g	Fett	Cholesterin	Sattfaktor	Fitfaktor
Himbeere	34	grün	grün	grün	grün
Himbeere TK	35	grün	grün	grün	grün
Himbeeren gezuckert	82	grün	grün	grün	gelb
Himbeergeist	242	grün	grün	rot	rot
Himbeerkonfitüre	268	grün	grün	rot	gelb
Himmel und Erde	70	grün	grün	grün	grün
Himmel und Erde m. Blutwurst	164	rot	grün	rot	gelb
Hinterschinken	121	gelb	rot	rot	gelb
Hirsch fe. gegart	149	grün	rot	rot	rot
Hirsch ma. gegart	149	grün	rot	rot	gelb
Hirsch mf. gegart	149	grün	rot	rot	gelb
Hirschbraten mit Soße	88	gelb	rot	rot	rot
Hirschhornsalz	155	grün	grün	rot	grün
Hirse ganzes Korn	331	grün	grün	grün	grün
Hirse gegart	114	grün	grün	rot	grün
Hirsevollkornbrot	217	grün	grün	gelb	grün
Holunderbeere gegart	50	grün	grün	grün	grün
Holunderbeere netto	48	grün	grün	grün	grün
Holunderbeersaft	50	grün	grün	rot	grün
Holzofenbrot	210	grün	grün	gelb	grün
Honig	306	grün	grün	rot	gelb
Honigkuchen	359	grün	gelb	rot	rot
Honigmelone	26	grün	grün	grün	grün
Hörnchen Blätterteig	470	gelb	grün	grün	rot
Hörnchen Hefeteig	307	grün	grün	grün	gelb
Hühnerbrühe gekörnt	149	grün	grün	rot	grün
Hühnerbrühe mit Nudeln	87	rot	rot	rot	gelb
Hühnerbr. m. Nudeln gekörnt	149	grün	grün	rot	grün
Hühnerfrikassee	135	rot	rot	rot	gelb
Hühnerpastete	260	rot	rot	rot	rot

Hummer gegart netto

Lebensmittel	Kalorien pro 100 g	Fett	Cholesterin	Sattfaktor	Fitfaktor
Hummer gegart	88	grün	rot	rot	gelb
Hummer gekocht Thermidor	123	gelb	rot	rot	gelb
Hummer	86	grün	rot	rot	gelb
Hummersalat mit Mayonnaise	129	rot	rot	rot	rot
Hummersuppe	123	rot	rot	rot	rot
Hüttenkäse 20 % F. i. Tr.	102	gelb	gelb	rot	gelb
Hüttenkäse Magerstufe	81	grün	grün	rot	grün
I					
Ingwer kandiert	260	grün	grün	rot	gelb
Ingwerknolle	50	grün	grün	gelb	grün
Irish Stew	88	gelb	gelb	gelb	grün
Italian Dressing	508	rot	grün	rot	gelb
Italian Dressing Fertigprodukt	230	rot	grün	rot	rot
J					
Jacobsmuschel	77	grün	rot	rot	gelb
Jagdwurst	218	rot	rot	rot	gelb
Jagdwurst fettarm	205	rot	rot	rot	gelb
Jägerpilzsuppe	32	rot	grün	rot	grün
Jägerschnitzel	115	gelb	rot	rot	rot
Jägersoße	74	gelb	grün	rot	grün
Jarlsberg 45 % F. i. Tr.	349	rot	rot	rot	rot
Jerome 45 % F. i.Tr.	318	rot	gelb	rot	gelb
Jodiertes Salz	0	grün	grün	rot	grün
Joghurt 1,5 % Fett	46	gelb	gelb	rot	gelb
Joghurt 3,5 % Fett	66	gelb	rot	rot	gelb
Joghurt Dressing	119	rot	rot	rot	gelb
Joghurt m. Früchten 3,5 % Fett	99	grün	gelb	rot	rot
Joghurt m. Früchten 1,5 % Fett	83	grün	grün	rot	gelb
Joghurt mit Müsli	126	gelb	grün	rot	gelb
Johannisbeere schwarz gegart	60	grün	grün	grün	grün

Lebensmittel	Kalorien pro 100 g	Fett	Cholesterin	Sattfaktor	Fitfaktor
Johannisbeere schwarz	57	○○● grün	○○● grün	○○● grün	○○● grün
Johannisbeere schwarz TK	59	○○● grün	○○● grün	○○● grün	○○● grün
Johannisbeere rot TK	45	○○● grün	○○● grün	○○● grün	○○● grün
Johannisbeere rot	43	○○● grün	○○● grün	○○● grün	○○● grün
Johannisb. weiß Kons. netto	78	○○● grün	○○● grün	○○● grün	○●○ gelb
Johannisbeere weiß	51	○○● grün	○○● grün	○○● grün	○○● grün
Johannisbeerkonfitüre schwarz	277	○○● grün	○○● grün	●○○ rot	○●○ gelb
Johannisbeerkonfitüre rot	272	○○● grün	○○● grün	●○○ rot	○●○ gelb
Johannisbeersaft schwarz	114	○○● grün	○○● grün	●○○ rot	○○● grün
Johannisbeersaft rot	102	○○● grün	○○● grün	●○○ rot	○○● grün
Johannisbrotkernmehl	60	○○● grün	○○● grün	○○● grün	○○● grün

K

Lebensmittel	Kalorien pro 100 g	Fett	Cholesterin	Sattfaktor	Fitfaktor
Kabeljau gegart	65	○○● grün	●○○ rot	●○○ rot	○●○ gelb
Kabeljau gekocht	82	○○● grün	●○○ rot	●○○ rot	○●○ gelb
Kabeljau Konserve netto	75	○○● grün	●○○ rot	●○○ rot	○●○ gelb
Kabeljau paniert	165	○●○ gelb	●○○ rot	●○○ rot	●○○ rot
Kabeljau TK gegart	90	○○● grün	●○○ rot	●○○ rot	○●○ gelb
Kabeljaufilet	77	○○● grün	●○○ rot	●○○ rot	○●○ gelb
Kabeljaufilet gegart	90	○○● grün	●○○ rot	●○○ rot	○●○ gelb
Kaffee Getränk	2	○○● grün	○●○ grün	●○○ rot	○○● grün
Kaffee Instant Pulver	339	○○● grün	○●○ grün	●○○ rot	○○● grün
Kaffee mit Alkohol	17	○○● grün	○●○ grün	●○○ rot	●○○ rot
Kaffee mit Milch	4	○○● grün	○●○ grün	●○○ rot	○○● grün
Kaffee mit Milch und Zucker	12	○○● grün	○●○ grün	●○○ rot	○●○ gelb
Kaffee mit Zucker	10	○○● grün	○●○ grün	●○○ rot	○●○ gelb
Kaffee Zichorien Pulver	189	○○● grün	○●○ grün	●○○ rot	○●○ gelb
Kaffeesahne 10 % F.	117	●○○ rot	●○○ rot	●○○ rot	○●○ gelb
Kaffeesahne 30 % F.	271	●○○ rot	●○○ rot	●○○ rot	●○○ rot
Kaffeeweißer	549	●○○ rot	○●○ grün	●○○ rot	○○● grün
Kaiserschmarrn	190	○●○ gelb	●○○ rot	●○○ rot	●○○ rot

Kakaobutter

Lebensmittel	Kalorien pro 100 g	Fett	Cholesterin	Sattfaktor	Fitfaktor
Kakaobutter	879	🔴	🟢	🔴	🟡
Kakaogetränkepulver löslich	391	🟢	🟢	🟡	🟡
Kakaopulver schwach entölt	342	🔴	🟢	🟢	🟡
Kakaop. schwach entölt gezuckert	385	🟢	🟢	🟡	🟡
Kakaotrunk Trinkschokolade	131	🟢	🟢	🔴	🟡
Kalb Muskelfleisch	94	🟢	🔴	🔴	🟢
Kalbfleisch ma. gegart	137	🟢	🔴	🔴	🟡
Kalbfleischpastete	230	🔴	🔴	🔴	🟡
Kalbfleischsuppe Trockenprodukt	143	🔴	🔴	🔴	🟢
Kalbfleischwurst	321	🔴	🟡	🔴	🟡
Kalbsbraten gegart	137	🟢	🔴	🔴	🟡
Kalbsfilet gebraten	195	🟡	🔴	🔴	🟢
Kalbsfilet gegart	142	🟢	🔴	🔴	🟡
Kalbsfrikassee	91	🟡	🔴	🔴	🔴
Kalbsgeschnetzeltes Zürcher Art	130	🔴	🔴	🔴	🔴
Kalbsgulasch gegart	152	🟢	🔴	🔴	🔴
Kalbskeule ma. gegart	134	🟢	🔴	🔴	🟡
Kalbskeule mf. gegart	144	🟢	🔴	🔴	🟡
Kalbskotelett paniert	267	🟡	🔴	🔴	🟡
Kalbskotelett ma. gegart	136	🟢	🔴	🔴	🟡
Kalbskotelett mf. gegart	172	🟡	🔴	🔴	🔴
Kalbskotelett natur	184	🟡	🔴	🔴	🟡
Kalbslende gegart	142	🟢	🔴	🔴	🟡
Kalbsragout m. Champig. u. Soße	92	🟡	🔴	🔴	🟡
Kalbsroulade ma. gegart	134	🟢	🔴	🔴	🟡
Kalbsroulade mf. gegart	144	🟢	🔴	🔴	🔴
Kalbsschnitzel ma. gegart	134	🟢	🔴	🔴	🟡
Kalbsschnitzel mf. gegart	144	🟢	🔴	🔴	🔴
Kalte Ente Getränk	101	🟢	🟢	🔴	🔴
Kandierte Früchte	263	🟢	🟢	🔴	🟡

Lebensmittel	Kalorien pro 100 g	Fett	Cholesterin	Sattfaktor	Fitfaktor
Kaninchen fe. gegart	188	gelb	rot	rot	rot
Kaninchen ma. gegart	148	grün	rot	rot	gelb
Kaninchen mf. gegart	188	gelb	rot	rot	rot
Kapern	414	gelb	grün	gelb	gelb
Kapernsoße	86	rot	rot	rot	gelb
Karamelcreme	108	grün	gelb	rot	rot
Karamelsoße	160	gelb	rot	rot	rot
Karausche gegart	72	gelb	rot	rot	gelb
Karauschenfilet gebraten	121	gelb	rot	rot	gelb
Kardamon	336	grün	grün	grün	grün
Karpfen blau	117	gelb	rot	rot	gelb
Karpfen gegart	66	gelb	rot	rot	gelb
Karpfen paniert	188	gelb	rot	rot	rot
Karpfen TK gegart	122	gelb	rot	rot	gelb
Karpfenfilet	116	gelb	rot	rot	gelb
Karpfenfilet gegart	122	gelb	rot	rot	gelb
Kartoffel gegart	69	grün	grün	grün	grün
Kartoffel Lauchcremesuppe	79	gelb	rot	rot	gelb
Kartoffel roh	71	grün	grün	grün	grün
Kartoffel Spinat Auflauf	91	gelb	rot	gelb	gelb
Kartoffel ungeschält gegart	57	grün	grün	grün	grün
Kartoffelauflauf	153	rot	rot	rot	gelb
Kartoffelbrei	79	grün	grün	gelb	grün
Kartoffelbreipulver	328	grün	grün	grün	grün
Kartoffelchips	535	rot	rot	rot	rot
Kartoffelkloß Trockenprodukt	325	grün	grün	gelb	grün
Kartoffelkloß Trockenprod. gar	327	grün	grün	gelb	grün
Kartoffelklöße halb und halb	94	grün	grün	gelb	grün
Kartoffelkl. halb halb aus Pulv.	96	grün	grün	gelb	grün
Kartoffelklöße	88	grün	rot	gelb	grün

Kartoffelkl. aus rohen Kartoffeln

Lebensmittel	Kalorien pro 100 g	Fett	Cholesterin	Sattfaktor	Fitfaktor
Kartoffelkl. aus rohen Kartoffeln	79	⚪⚪🟢	⚪⚪🟢	⚪⚪🟡	⚪⚪🟢
Kartoffelkroketten	136	⚪🟡⚪	⚪🟡⚪	⚪🟡⚪	⚪🟡⚪
Kartoffelpuffer	153	⚪🟡⚪	🔴⚪⚪	⚪🟡⚪	⚪🟡⚪
Kartoffelsalat mit Dressing	107	⚪🟡⚪	⚪⚪🟢	⚪🟡⚪	⚪🟡⚪
Kartoffelsalat mit Mayonnaise	101	⚪🟡⚪	⚪⚪🟢	⚪🟡⚪	⚪🟡⚪
Kartoffelstärke	341	⚪🟢⚪	⚪⚪🟢	🔴⚪⚪	⚪⚪🟢
Kartoffelsuppe	42	⚪🟡⚪	⚪🟡⚪	⚪🟡⚪	⚪⚪🟢
Kartoffelsuppe mit Wurst	86	⚪🟡⚪	⚪⚪🟢	⚪🟡⚪	⚪⚪🟢
Kartoffelsuppe mit Gemüse	57	⚪🟡⚪	⚪⚪🟢	⚪🟡⚪	⚪⚪🟢
Käse Hartkäse 45% F. i. Tr.	383	🔴⚪⚪	🔴⚪⚪	🔴⚪⚪	🔴⚪⚪
Käse Hartkäse Magerstufe	167	⚪⚪🟢	⚪⚪🟢	🔴⚪⚪	⚪⚪🟢
Käse Wurst Salat m. Essigmarinade	209	🔴⚪⚪	⚪🟡⚪	🔴⚪⚪	⚪🟡⚪
Käsecremesuppe m. Schmelzkäse	100	🔴⚪⚪	⚪🟡⚪	🔴⚪⚪	⚪🟡⚪
Käsefondue	253	🔴⚪⚪	🔴⚪⚪	🔴⚪⚪	🔴⚪⚪
Käsegebäck Blätterteig	527	🔴⚪⚪	🔴⚪⚪	🔴⚪⚪	🔴⚪⚪
Käsekuchen Mürbeteig	276	⚪🟡⚪	🔴⚪⚪	🔴⚪⚪	🔴⚪⚪
Käsenockerln	233	🔴⚪⚪	🔴⚪⚪	🔴⚪⚪	🔴⚪⚪
Käsesahnetorte	209	⚪🟢⚪	🔴⚪⚪	🔴⚪⚪	🔴⚪⚪
Käsesalat	212	🔴⚪⚪	⚪🟡⚪	🔴⚪⚪	⚪⚪🟡
Käsesoße	112	🔴⚪⚪	⚪⚪🟢	🔴⚪⚪	⚪🟡⚪
Käsespätzle	199	⚪🟡⚪	🔴⚪⚪	🔴⚪⚪	⚪🟡⚪
Käsetoast	298	🔴⚪⚪	🔴⚪⚪	🔴⚪⚪	⚪🟡⚪
Käsetorte Rührteig	342	⚪🟡⚪	⚪🟡⚪	🔴⚪⚪	🔴⚪⚪
Kasseler Aufschnitt	172	🔴⚪⚪	🔴⚪⚪	🔴⚪⚪	⚪🟡⚪
Katenrauchwurst	365	🔴⚪⚪	⚪🟡⚪	🔴⚪⚪	⚪🟡⚪
Katfisch gegart	50	⚪⚪🟢	🔴⚪⚪	🔴⚪⚪	⚪🟡⚪
Katfischfilet	88	⚪⚪🟢	🔴⚪⚪	🔴⚪⚪	⚪🟡⚪
Katfischfilet gegart	103	⚪⚪🟢	🔴⚪⚪	🔴⚪⚪	⚪🟡⚪
Kaugummi	387	⚪⚪🟢	⚪⚪🟢	🔴⚪⚪	⚪🟡⚪
Kaviar echt	259	⚪🟡⚪	🔴⚪⚪	🔴⚪⚪	⚪🟡⚪

Lebensmittel	Kalorien pro 100 g	Fett	Cholesterin	Sattfaktor	Fitfaktor
Kaviarersatz	102	grün	rot	rot	grün
Kefir 1,5 % Fett	50	grün	gelb	rot	gelb
Kefir 3,5 % Fett	66	gelb	rot	rot	gelb
Kefir mit Früchten 3,5 % Fett	99	grün	gelb	rot	rot
Kefir mit Früchten 1,5 % Fett	86	grün	grün	rot	gelb
Kerbel frisch	48	grün	grün	grün	grün
Kerbel getrocknet	227	grün	grün	grün	grün
Kerbel Pulver	232	grün	grün	grün	grün
Kichererbse frisch	268	grün	grün	grün	grün
Kichererbse getrocknet	325	grün	grün	grün	grün
Kichererbse gegart	114	grün	grün	grün	grün
Kichererbse Konserve netto	67	grün	grün	grün	grün
Kichererbse Konserve gegart	27	grün	grün	grün	grün
Kidney Bohne getrocknet	251	grün	grün	grün	grün
Kidney Bohne Konserve	63	grün	grün	grün	grün
Kirsche sauer Konserve netto	88	grün	grün	gelb	gelb
Kirsche sauer	58	grün	grün	gelb	grün
Kirsche sauer TK	60	grün	grün	gelb	grün
Kirsche süß Konserve netto	91	grün	grün	gelb	gelb
Kirsche süß	63	grün	grün	gelb	grün
Kirschenklotzer	197	gelb	rot	rot	rot
Kirschgrütze	75	grün	grün	rot	gelb
Kirschkompott	80	grün	grün	gelb	gelb
Kirschkonfitüre	277	grün	grün	rot	gelb
Kirschsaft sauer	58	grün	grün	grün	grün
Kirschstrudel	217	gelb	grün	rot	rot
Kirschtorte Mürbeteig	298	gelb	gelb	rot	rot
Kirschwasser	242	grün	grün	rot	rot
Kiwi	61	grün	grün	grün	grün
Klare Brühe mit Eierstich	59	gelb	rot	rot	gelb

Klarer

Lebensmittel	Kalorien pro 100 g	Fett	Cholesterin	Sattfaktor	Fitfaktor
Klarer	185	grün	grün	rot	rot
Knäckebrot	359	grün	grün	rot	grün
Knäckebrot mit Ölsamen	374	grün	grün	rot	grün
Knacker einfach	298	rot	gelb	rot	gelb
Knackwurst	283	rot	gelb	rot	gelb
Knoblauch gegart	124	grün	grün	gelb	gelb
Knoblauch getrocknet	354	grün	grün	rot	gelb
Knoblauch Grillsoße	118	grün	grün	rot	gelb
Knoblauch	142	grün	grün	rot	gelb
Knoblauchbutter	568	rot	rot	rot	rot
Knoblauchwurst	332	rot	gelb	rot	gelb
Knödelmehl	325	grün	grün	gelb	grün
Knödelpulver halb und halb	326	grün	grün	gelb	grün
Kochbanane	123	grün	grün	rot	grün
Kochbanane gegart	128	grün	grün	rot	grün
Kochkäse 30 % F. i. Tr.	166	rot	gelb	rot	gelb
Kochkäse Magerstufe	84	grün	grün	rot	grün
Kochmettwurst	291	rot	rot	rot	gelb
Kochsalami	321	rot	gelb	rot	gelb
Kochwurst	328	rot	rot	rot	gelb
Kohlrabi gedünstet mit Sahne	93	rot	rot	rot	gelb
Kohlrabi gegart	20	grün	grün	grün	grün
Kohlrabi	25	grün	grün	grün	grün
Kohlrabi TK gegart	22	grün	grün	grün	grün
Kohlrabigemüse mit Soße	37	gelb	grün	grün	grün
Kohlroulade Konserve	86	rot	rot	gelb	gelb
Kohlroulade mit Hackfüllung	80	gelb	gelb	gelb	grün
Kohlrübe gegart	22	grün	grün	grün	grün
Kohlrübe TK gegart	22	grün	grün	grün	grün
Kokosfett	878	rot	grün	rot	rot

Lebensmittel	Kalorien pro 100 g	Fett	Cholesterin	Sattfaktor	Fitfaktor
Kokosfett gehärtet	878	🔴○○	○○🟢	🔴○○	🔴○○
Kokosmakronen	439	🔴○○	○○🟢	○🟡○	🔴○○
Kokosmilch	24	○○🟢	○○🟢	🔴○○	○🟡○
Kokosnuss	358	🔴○○	○○🟢	○🟡○	○🟡○
Kokosnussraspeln	610	🔴○○	○○🟢	○○🟢	○🟡○
Kolanuss	231	○○🟢	○○🟢	○○🟢	○🟡○
Kolanuss geröstet	290	○🟡○	○○🟢	○○🟢	○🟡○
Kölsch	46	○○🟢	○○🟢	🔴○○	🔴○○
Kondensmilch 10 % Fett	176	○🟡○	🔴○○	🔴○○	○🟡○
Kondensmilch mager	85	○○🟢	🔴○○	🔴○○	○🟡○
Kondenssahne 15 % Fett gezuckert	373	○🟡○	○🟡○	🔴○○	🔴○○
Konfitüre einfach	279	○○🟢	○○🟢	🔴○○	○🟡○
Konfitüre extra	258	○○🟢	○○🟢	🔴○○	○🟡○
Königsberger Klops	190	🔴○○	🔴○○	🔴○○	○🟡○
Königsb. Klops m. Kapernsoße	139	🔴○○	🔴○○	🔴○○	○🟡○
Königsberger Klopse Konserve	127	🔴○○	🔴○○	🔴○○	○🟡○
Königskuchen	349	○🟡○	🔴○○	🔴○○	🔴○○
Kopfsalat mit Dressing	110	🔴○○	○○🟢	🔴○○	○○🟢
Kopfsalat	12	○○🟢	○○🟢	🔴○○	○○🟢
Koriander	313	○🟡○	○○🟢	🔴○○	○○🟢
Krabben	91	○○🟢	🔴○○	🔴○○	○🟡○
Krabbencocktail m. Mayonnaise	160	🔴○○	🔴○○	🔴○○	🔴○○
Krabben Konserve	72	○○🟢	🔴○○	🔴○○	○🟡○
Kräcker	376	○○🟢	○○🟢	🔴○○	○🟡○
Kraftbrühe	53	🔴○○	🔴○○	🔴○○	○🟡○
Kraftbrühe mit Nudeln	63	○🟡○	🔴○○	🔴○○	○🟡○
Krakauer	299	🔴○○	○🟡○	🔴○○	○🟡○
Krapfen	171	○○🟢	○○🟢	🔴○○	○🟡○
Kräuterbutter	644	🔴○○	🔴○○	🔴○○	🔴○○
Kräuteressig	20	○○🟢	○○🟢	🔴○○	○○🟢

Kräutermischung frisch

Lebensmittel	Kalorien pro 100 g	Fett	Cholesterin	Sattfaktor	Fitfaktor
Kräutermischung frisch	45	grün	grün	grün	grün
Kräutersalz	21	grün	grün	grün	grün
Kräutertee	1	grün	grün	rot	grün
Krautsalat m. Speck u. Zwiebeln	93	rot	grün	gelb	gelb
Krautspätzle	136	gelb	rot	gelb	rot
Krautwickel mit Hackfüllung	99	gelb	rot	rot	grün
Krebssuppe	123	rot	rot	rot	gelb
Krebstiere gegart	93	grün	rot	rot	gelb
Kresse	38	gelb	grün	grün	grün
Kresse getrocknet	284	gelb	grün	grün	grün
Kreuzkümmel	408	gelb	grün	gelb	gelb
Krokant	451	grün	grün	rot	rot
Küchenkräuter frisch	52	grün	grün	grün	grün
Kümmel	362	gelb	grün	grün	gelb
Kümmelstange	465	gelb	gelb	rot	gelb
Kumquat	68	grün	grün	grün	grün
Kumquatkonfitüre	281	grün	grün	rot	gelb
Kunsthonig	336	grün	grün	rot	gelb
Kunstspeiseeis	61	grün	grün	rot	grün
Kürbis gegart	27	grün	grün	gelb	grün
Kürbis Konserve netto	22	grün	grün	grün	grün
Kürbiscremesuppe	68	rot	gelb	gelb	gelb
Kürbiskern	560	rot	grün	gelb	grün
Kürbiskompott	42	grün	grün	rot	grün
Kürbissuppe	15	grün	grün	gelb	grün
Kurkuma Gewürz	356	grün	grün	gelb	gelb
L					
Labskaus Konserve	103	gelb	rot	rot	gelb
Labskaus mit Rote Bete	113	gelb	rot	rot	rot
Lachs	131	gelb	rot	rot	grün

Lebensmittel	Kalorien pro 100 g	Fett	Cholesterin	Sattfaktor	Fitfaktor
Lachs gegart	80	grün	rot	rot	grün
Lachs gekocht	199	rot	rot	rot	grün
Lachs geräuchert	138	gelb	rot	rot	grün
Lachsfilet	112	grün	rot	rot	grün
Lachsfilet gegart	130	grün	rot	rot	grün
Lakritze	375	grün	grün	rot	rot
Lammfilet	150	grün	rot	rot	gelb
Lammkotelett	251	rot	rot	rot	gelb
Landjäger	456	rot	gelb	rot	gelb
Landmettwurst	310	rot	rot	rot	rot
Languste	102	grün	rot	rot	gelb
Lasagne al forno	150	rot	rot	rot	rot
Lauchcremesuppe	91	rot	rot	rot	gelb
Lauchgemüse gedünstet	55	gelb	grün	grün	grün
Lauchgemüse in heller Soße	54	gelb	grün	gelb	grün
Lauchsuppe	84	rot	rot	rot	grün
Lauchsuppe passiert	91	rot	grün	rot	grün
Lauchzwiebel	42	grün	grün	grün	grün
Laugengebäck	340	grün	grün	rot	grün
Leberkäse	269	rot	rot	rot	gelb
Leberkäse gebraten	284	rot	rot	rot	gelb
Leberklößchen	140	gelb	rot	rot	gelb
Leberknödel Konserve	158	gelb	rot	rot	gelb
Leberknödelsuppe	56	gelb	rot	rot	gelb
Leberpastete	299	rot	rot	rot	rot
Leberspätzle	195	grün	rot	rot	rot
Leberspätzlesuppe m. Fleischbrühe	38	gelb	rot	rot	gelb
Lebertran	882	rot	rot	rot	grün
Leberwurst einfach	330	rot	rot	rot	rot
Leberwurst fein	328	rot	rot	rot	gelb

Leberwurst fettarm

Lebensmittel	Kalorien pro 100 g	Fett	Cholesterin	Sattfaktor	Fitfaktor
Leberwurst fettarm	271	🔴	🔴	🔴	🟡
Leberwurst grob	323	🔴	🔴	🔴	🟡
leicht und cross	345	🟢	🟢	🟡	🟢
Leinöl	879	🔴	🟢	🔴	🟢
Leinsamen	372	🔴	🟢	🟢	🟢
Leinsamen geschrotet	379	🔴	🟢	🟢	🟢
Leipziger Allerlei	38	🟡	🟢	🟢	🟢
Leng gegart	63	🟢	🔴	🔴	🟡
Lengfilet gegart	96	🟢	🔴	🔴	🟡
Liebesperlen	380	🟢	🟢	🔴	🔴
Liebstöckel frisch	42	🟢	🟢	🟢	🟢
Likörwein	153	🟢	🟢	🔴	🔴
Likörwein trocken	153	🟢	🟢	🔴	🔴
Limabohne frisch gegart	65	🟢	🟢	🟢	🟢
Limabohne frisch	65	🟢	🟢	🟢	🟢
Limabohne getrocknet gegart	80	🟢	🟢	🟢	🟢
Limabohne getrocknet	310	🟢	🟢	🟢	🟢
Limabohne Konserve gegart	54	🟢	🟢	🟢	🟢
Limabohne Konserve netto	54	🟢	🟢	🟢	🟢
Limburger 20 % F. i. Tr.	188	🟡	🟡	🔴	🟡
Limburger 45 % F. i. Tr.	287	🔴	🟡	🔴	🟢
Limette	47	🟡	🟢	🟡	🟢
Limettensaft	92	🟢	🟢	🔴	🟢
Limonade kalorienarm	3	🟢	🟢	🔴	🟢
Limonade koffeinhaltig	61	🟢	🟢	🔴	🟡
Limonade mit Fruchtgeschmack	42	🟢	🟢	🔴	🟢
Limonade mit Fruchtsäften	50	🟢	🟢	🔴	🟢
Limonade mit Kohlensäure	42	🟢	🟢	🔴	🟢
Linsen	309	🟢	🟢	🟢	🟢
Linsen gegart	115	🟢	🟢	🟢	🟢

Lebensmittel	Kalorien pro 100 g	Fett	Cholesterin	Sattfaktor	Fitfaktor
Linsen gekeimt	119	⚪⚪🟢	⚪⚪🟢	⚪🟡⚪	⚪⚪🟢
Linsen Konserve netto	77	⚪⚪🟢	⚪⚪🟢	⚪⚪🟢	⚪⚪🟢
Linsen Konserve gegart	28	⚪⚪🟢	⚪⚪🟢	⚪⚪🟢	⚪⚪🟢
Linseneintopf	83	⚪⚪🟢	⚪🟡⚪	⚪🟡⚪	⚪🟡⚪
Linseneintopf mit Würstchen	118	⚪🟡⚪	⚪🟡⚪	⚪🟡⚪	⚪🟡⚪
Linsengemüse mit Speck	168	⚪🟡⚪	⚪⚪🟢	⚪🟡⚪	⚪⚪🟢
Linsensuppe	65	⚪⚪🟢	⚪🟡⚪	⚪🟡⚪	⚪🟡⚪
Linzer Torte	417	⚪🟡⚪	🔴⚪⚪	🔴⚪⚪	🔴⚪⚪
Litchi Konserve netto	98	⚪⚪🟢	⚪⚪🟢	🔴⚪⚪	⚪🟡⚪
Litchi	76	⚪⚪🟢	⚪⚪🟢	⚪🟡⚪	⚪⚪🟢
Löffelbiskuit	414	⚪⚪🟢	🔴⚪⚪	🔴⚪⚪	🔴⚪⚪
Lorbeer	48	⚪⚪🟢	⚪⚪🟢	⚪⚪🟢	⚪🟡⚪
Lotos Wurzel frisch	79	⚪⚪🟢	⚪⚪🟢	🔴⚪⚪	⚪⚪🟢
Löwenzahn	54	⚪⚪🟢	⚪⚪🟢	⚪⚪🟢	⚪⚪🟢
Löwenzahn gegart	52	⚪⚪🟢	⚪⚪🟢	⚪⚪🟢	⚪⚪🟢
Löwenzahn getrocknet	296	⚪⚪🟢	⚪⚪🟢	⚪⚪🟢	⚪⚪🟢
Löwenzahntrunk	18	⚪⚪🟢	⚪⚪🟢	🔴⚪⚪	⚪⚪🟢
Luzernensprossen	32	⚪⚪🟢	⚪⚪🟢	⚪⚪🟢	⚪⚪🟢
M					
Macadamianuss	676	🔴⚪⚪	⚪⚪🟢	⚪🟡⚪	⚪🟡⚪
Macadamianuss geröstet	706	🔴⚪⚪	⚪⚪🟢	⚪⚪🟢	⚪🟡⚪
Mac.-nuss geröstet u. gesalzen	692	🔴⚪⚪	⚪⚪🟢	⚪⚪🟢	⚪🟡⚪
Madeirasoße	59	⚪🟡⚪	⚪⚪🟢	⚪🟡⚪	⚪🟡⚪
Madeirawein	167	⚪⚪🟢	⚪⚪🟢	🔴⚪⚪	🔴⚪⚪
Maggi	224	⚪⚪🟢	⚪⚪🟢	🔴⚪⚪	⚪⚪🟢
Mais frisch gegart	89	⚪⚪🟢	⚪⚪🟢	⚪⚪🟢	⚪⚪🟢
Mais frisch	89	⚪⚪🟢	⚪⚪🟢	⚪⚪🟢	⚪⚪🟢
Mais Konserve gegart	76	⚪⚪🟢	⚪⚪🟢	⚪⚪🟢	⚪⚪🟢
Mais Konserve netto	76	⚪⚪🟢	⚪⚪🟢	⚪⚪🟢	⚪⚪🟢
Mais TK gegart	97	⚪⚪🟢	⚪⚪🟢	⚪⚪🟢	⚪⚪🟢

Maisfladenbrot

Lebensmittel	Kalorien pro 100 g	Fett	Cholesterin	Sattfaktor	Fitfaktor
Maisfladenbrot	222	grün	grün	rot	grün
Maisgrieß	345	grün	grün	rot	grün
Maiskeimöl	883	rot	grün	rot	grün
Maismehl	354	grün	grün	rot	grün
Maisstärke	351	grün	grün	rot	grün
Majoran frisch	46	grün	grün	grün	gelb
Majoran getrocknet	287	grün	grün	grün	gelb
Makkaroni mit Tomatensoße	138	gelb	rot	rot	gelb
Makkaroniauflauf mit Schinken	155	gelb	rot	rot	gelb
Makrele geräuchert	192	rot	rot	rot	grün
Makrele Konserve in Öl netto	196	rot	rot	rot	grün
Makrele paniert	245	rot	rot	rot	rot
Makrelenfilet gegart	210	rot	rot	rot	gelb
Makronen	449	gelb	grün	gelb	gelb
Malzbier	55	grün	grün	rot	grün
Malzkaffee	2	grün	grün	rot	gelb
Mandarine Konserve netto	83	grün	grün	gelb	gelb
Mandarine	50	grün	grün	grün	grün
Mandarinensaft	47	grün	grün	grün	grün
Mandel bitter	569	rot	grün	gelb	grün
Mandel dragiert	536	rot	grün	gelb	rot
Mandel geröstet	586	rot	grün	gelb	grün
Mandel geröstet und gesalzen	574	rot	grün	gelb	gelb
Mandel	569	rot	grün	gelb	grün
Mandelgebäck Mürbeteig	503	gelb	gelb	rot	rot
Mandellikör	318	grün	grün	rot	rot
Mandelmus gesalzen	583	rot	grün	gelb	gelb
Mandelmus pur	664	rot	grün	rot	gelb
Mandelöl	882	rot	grün	rot	grün
Mango gegart	63	grün	grün	gelb	grün

Lebensmittel	Kalorien pro 100 g	Fett	Cholesterin	Sattfaktor	Fitfaktor
Mango Konserve netto	89	grün	grün	gelb	gelb
Mango	60	grün	grün	gelb	grün
Mangold auf Spinatart	48	gelb	grün	grün	grün
Mangold gegart	26	grün	grün	grün	grün
Mangold Konserve netto	22	grün	grün		grün
Mangold	25	grün	grün	grün	grün
Mangold TK	26	grün	grün		grün
Mangoldtrunk	9	grün	grün	rot	grün
Mangosaft	60	grün	grün	rot	grün
Marashino Likör	318	grün	grün	grün	rot
Margarine	709	rot	grün	rot	gelb
Margarine aus Sojaöl	719	rot	grün	rot	grün
Margarine aus Sojaöl gehärtet	719	rot	grün	gelb	gelb
Margarine gehärtet	709	rot	grün	rot	rot
Margarine halbfett	362	rot	grün	rot	grün
Margarine pflanzlich	709	rot	grün	grün	grün
Markenbutter	741	rot	rot	rot	rot
Markklößchen	420	rot	rot	rot	rot
Markklößchen Konserve	409	rot	rot	rot	rot
Marmelade	279	grün	grün	rot	gelb
Marmelade mit Süßstoff	69	grün	grün	gelb	grün
Marmel. Steinobst m. Fruchtzucker	109	grün	grün	grün	grün
Marmorkuchen	391	gelb	rot	rot	rot
Maronencreme süß	266	grün	gelb	gelb	gelb
Marseiller Fischsuppe Konserve	65	gelb	rot	gelb	gelb
Marshmallow	333	grün	grün	rot	rot
Marzipan	459	gelb	grün	rot	rot
Marzipan Rohmasse	512	rot	grün	gelb	rot
Marzipanstollen	389	gelb	gelb	rot	rot
Mate Tee	0	grün	grün	rot	grün

Matjeshering gesalzen

Lebensmittel	Kalorien pro 100 g	Fett	Cholesterin	Sattfaktor	Fitfaktor
Matjeshering gesalzen	282	🔴	🔴	🔴	🟡
Matjeshering Hausfrauenart	194	🔴	🔴	🔴	🔴
Maulbeere	44	🟢	🟢	🟢	🟢
Maulbeere Konserve netto	80	🟢	🟢	🟡	🟡
Maultaschen schwäbisch	146	🟡	🔴	🔴	🔴
Mayonnaise 80% Fett	743	🔴	🔴	🔴	🔴
Mayonnaise leicht	368	🔴	🔴	🔴	🟡
Mayonnaise Salatdressing	391	🔴	🟡	🔴	🟡
Meeresfrüchtecocktail	129	🔴	🔴	🔴	🟡
Meerrettich frisch	64	🟢	🟢	🟢	🟢
Meerrettich gegart	52	🟢	🟢	🟢	🟢
Meerrettich Sahnesoße	139	🔴	🔴	🟢	🟢
Meerrettichsoße Konserve	50	🟢	🟡	🟢	🟢
Meersalz	0	🟢	🟢	🔴	🟢
Mehlkloß mit Backobst	164	🟢	🔴	🔴	🔴
Mehlklöße	140	🟢	🟡	🔴	🟡
Mehrfruchtnektar mit Süßstoff	31	🟢	🟢		🟡
Mehrkornbrot	219	🟢	🟢	🟡	🟢
Melassesirup dunkel	278	🟢	🟢	🟡	🟡
Melisse	343	🟡	🟢	🟢	🟡
Melone	38	🟢	🟢	🔴	🟢
Mettwurst gekocht	337	🔴	🟡	🔴	🟡
Mettwurst grob	311	🔴	🔴	🔴	🔴
Mettwurst schnittfest	367	🔴	🟡	🔴	🟡
Mettwurst streichfähig	364	🔴	🔴	🔴	🔴
Miesmuschel gegart	69	🟢	🔴	🔴	🟡
Miesm. Konserve in Öl netto	132	🔴	🔴	🔴	🟡
Miesmuschel Konserve netto	66	🟢	🔴	🔴	🟡
Miesmuschel TK gegart	69	🟢	🔴	🔴	🟡
Milch 1,5% Fett	48	🟡	🟢	🔴	🟡

Lebensmittel	Kalorien pro 100 g	Fett	Cholesterin	Sattfaktor	Fitfaktor
Milch 3,5 % Fett	64	🟡	🔴	🔴	🟡
Milchreis mit Zucker und Zimt	130	🟢	🟢	🔴	🟡
Milchreis mit Früchten	135	🟢	🟢	🔴	🟡
Milchspeiseeis	85	🟢	🟡	🔴	🔴
Milchsuppe	91	🟡	🔴	🔴	🔴
Milchzucker	405	🟢	🟢	🔴	🟢
Mineralwasser mit Kohlensäure	0	🟢	🟢	🔴	🟢
Mineralwasser still	0	🟢	🟢	🔴	🟢
Minestrone	76	🟡	🟡	🟡	
Mirabelle gegart	67	🟢	🟢	🟢	🟡
Mirabelle Konserve netto	91	🟢	🟢	🔴	🟡
Mirabelle	64	🟢	🟢	🟡	🟢
Mirabellekonfitüre	280	🟢	🔴	🟡	🟡
Mirabellensaft	64	🟢	🟢	🔴	🟡
Mischgemüse gedünstet	53	🟡	🟢	🟢	🟢
Mischgemüse in Rahmsoße	67	🟡	🟡	🟢	
Miso	115	🟡	🟢	🟢	🟡
Mispel	49	🟢			
Mohn	472	🔴	🟢	🟢	🟢
Mohn geschrotet	477	🔴	🟢	🟢	🟢
Mohnhörnchen	332	🟡	🟢	🔴	🔴
Mohnstollen	321	🟡	🟡	🟡	🔴
Möhre	21	🟢	🟢	🟢	🟢
Möhre gegart	21	🟢	🟢	🟢	🟢
Möhre Konserve netto	21	🟢	🟢	🟢	🟡
Möhre Konserve gegart	17	🟢	🟢	🟢	🟡
Möhre	26	🟢	🟢	🟢	🟢
Möhre TK gegart	22	🟢	🟢	🟢	🟢
Möhrenrohkost m. Öl	53	🔴	🟢	🟢	🟢
Möhrensaft	22	🟢	🟢	🟡	🟢

Möhrentrunk

Lebensmittel	Kalorien pro 100 g	Fett	Cholesterin	Sattfaktor	Fitfaktor
Möhrentrunk	9	grün	grün	gelb	gelb
Mokkacreme	190	gelb	rot	rot	rot
Mokkasahnetorte	306	rot	rot	rot	rot
Mokkaspeise	134	grün	gelb	rot	rot
Molke	25	grün	grün	rot	grün
Moosbeere	36	grün	grün	grün	grün
Morchel frisch	11	grün	grün	grün	grün
Morchel getrocknet	98	grün	grün	grün	grün
Morchel Konserve netto	11	grün	grün	grün	grün
Mortadella fettarm	174	gelb	rot	rot	grün
Mortadella norddeutsch	308	rot	rot	rot	gelb
Mortadella süddeutsch	281	rot	rot	rot	rot
Most Apfelwein	43	grün	grün	grün	rot
Mousse au chocolat	207	rot	gelb	rot	rot
Mozzarella	255	rot	gelb	grün	gelb
Muffins	217	grün	grün	rot	gelb
Muffins mit Heidelbeeren	281	gelb	gelb	rot	rot
Muffins mit Schokolade	286	gelb	grün	gelb	rot
Multivitaminnektar m. Süßstoff	32	grün	grün	grün	grün
Mungobohne frisch	273	grün	grün	grün	grün
Mungobohnensprossen	24	grün	grün	grün	grün
Münster 45 % F. i. Tr.	293	rot	gelb	rot	gelb
Mürbeteig	479	gelb	gelb	rot	rot
Musaka	139	rot	rot	rot	rot
Muscheln im Weißweinsud	59	grün	rot	rot	gelb
Muscheln in Tomatensoße	117	rot	rot	rot	gelb
Muskatnuss	527	rot	grün	rot	gelb
Müsli	351	grün	grün	gelb	grün
Müsli m. Milch Zucker u. Obst	126	grün	grün	gelb	gelb
Müslikeks Vollkorn	441	gelb	grün	gelb	gelb

Lebensmittel	Kalorien pro 100 g	Fett	Cholesterin	Sattfaktor	Fitfaktor
Müsliriegel	375	gelb	grün	rot	gelb
N					
Nährhefe	83	grün	grün	grün	grün
Napfkuchen Hefeteig	349	gelb	gelb	rot	rot
Nasi Goreng	146	gelb	gelb	rot	gelb
Natrium Glutamat	349	grün	grün		gelb
Nektarine gegart	59	grün	grün	grün	gelb
Nektarine Konserve netto	86	grün	grün	gelb	gelb
Nektarine	57	grün	grün	grün	grün
Nektarinenkonfitüre	277	grün	grün	rot	gelb
Nektarinennektar	67	grün	grün	rot	gelb
Nizzaer Salat mit Thunfisch	90	rot	rot	gelb	gelb
Nougat	474	gelb	grün	rot	rot
Nougatcreme	416	grün	grün	rot	rot
Nudelauflauf mit Käse	190	rot	rot	gelb	gelb
Nudelaufl. m. Schinken überbacken	153	gelb	rot	rot	gelb
Nudeleintopf m. Huhn u. Gemüse	96	gelb	rot	rot	gelb
Nudeln gegart eifrei	150	grün	grün	gelb	grün
Nudeln gegart m. Ei	126	grün	rot	rot	gelb
Nudeln selbstgemacht	138	grün	grün	rot	grün
Nudeln selbstgemacht mit Ei	154	grün	rot	rot	gelb
Nudelsuppe	44	gelb	gelb		
Nürnberger Lebkuchen	399	gelb	grün	rot	
Nuss Nougat Creme	521	gelb	grün	rot	rot
Nüsse	561	rot	grün	gelb	gelb
Nussecken Mürbeteig	540	rot	gelb	rot	rot
Nusskuchen	456	rot	rot	rot	
Nusskuchen Fertigmischung	518	rot	grün	rot	
Nussmus	652	rot	grün	rot	gelb
Nussplätzchen	465	gelb	grün	rot	rot

Nusspudding

Lebensmittel	Kalorien pro 100 g	Fett	Cholesterin	Sattfaktor	Fitfaktor
Nusspudding	358	rot	rot	rot	rot
Nusssahnetorte	346	rot	rot	rot	rot
O					
Obstessig	20	grün	grün	rot	grün
Obstkuchen aus Rührmasse	214	gelb	rot	rot	rot
Obstkuchen Fertigmischung trock.	518	rot	grün		gelb
Obstkuchen Hefeteig	144	grün	gelb	rot	rot
Obstmischung	86	grün	grün	gelb	grün
Obstmischung getrocknet	289	grün	grün	gelb	gelb
Obstmischung Konserve netto	107	grün	grün	rot	gelb
Obstmischung Konfitüre	274	grün	grün	rot	rot
Obstmischung TK	89	grün	grün	gelb	grün
Obstsaft	63	grün	grün	rot	grün
Obstsalat	87	grün	grün	gelb	grün
Obsttörtchen Mürbeteig	198	gelb	grün		rot
Obsttorte Mürbeteig	198	gelb	grün		rot
Obstwein	66	grün	grün	rot	rot
Ochsenschwanzsuppe gebunden	38	gelb	gelb	rot	gelb
O.-schwanz. klar Trockenprodukt	126	gelb	rot	rot	gelb
O.-schwanz. gebunden Konserve	76	gelb	rot	rot	gelb
O.-schwanz. klar m. Suppengem.	36	gelb	rot	rot	gelb
Okra gegart	20	grün	grün	grün	grün
Okra Konserve gegart	17	grün	grün	grün	grün
Okra Konserve netto	17	grün	grün	grün	grün
Okra	20	grün	grün	grün	grün
Olive grün frisch	130	rot	grün	grün	grün
Olive grün gesäuert	143	rot	grün	gelb	grün
Olive schwarz frisch	345	rot	grün	rot	grün
Olive schwarz gesäuert	353	rot	grün	rot	grün
Olivenöl	881	rot	grün	rot	grün

Lebensmittel	Kalorien pro 100 g	Fett	Cholesterin	Sattfaktor	Fitfaktor
Ölsamen frisch	372	🔴	🟢	🟢	🟢
Omelett	195	🔴	🔴	🔴	🔴
Omelett mit Champignons	161	🔴	🔴	🔴	🔴
Orange kandiert	259	🟢	🟢	🔴	🟡
Orange	47	🟢	🟢	🟢	🟢
Orangeat	309	🟢	🟢	🔴	🟡
Orangencreme	103	🟢	🔴	🔴	🔴
Orangenkonfitüre	273	🟢	🟢	🔴	🟡
Orangenlimonade	29	🟢	🟢	🔴	🟡
Orangennektar	63	🟢	🟢	🔴	🟡
Orangennektar mit Süßstoff	22	🟢	🟢	🔴	🟡
Orangenspeise	123	🟢	🟡	🔴	🔴
Oregano frisch	67	🟢	🟢	🟢	🟢
Oregano getrocknet	338	🟢	🟢	🟢	🟡
Ovomaltine	377	🟢	🟢	🔴	🟡
P					
Paella	172	🟡	🔴	🔴	🟡
Palatschinken	231	🟡	🔴	🔴	🔴
Palmenherz frisch gegart	31	🟢	🟢	🟢	🟢
Palmenherz frisch roh	36	🟢	🟢	🟢	🟢
Palmöl	872	🔴	🟢	🔴	🔴
Pampelmuse	46	🟢	🟢	🟡	🟢
Pampelmusensaft	43	🟢	🟢	🔴	🟢
Paniermehl	358	🟢	🟢	🔴	🟡
Papaya gegart	14	🟢	🟢	🟢	🟢
Papaya getrocknet	186	🟢	🟢	🟢	🟢
Papaya Konserve netto	60	🟢	🟢	🟡	🟢
Papaya	13	🟢	🟢	🟢	🟢
Papayanektar	45	🟢	🟢	🔴	🟡
Paprika edelsüß	317	🟡	🟢	🟢	🟢

Paprika Gewürz

Lebensmittel	Kalorien pro 100 g	Fett	Cholesterin	Sattfaktor	Fitfaktor
Paprika Gewürz	317	🟡	🟢	🟢	🟢
Paprikahuhn mit Soße	165	🔴	🔴	🔴	🟡
Paprikaschote gefüllt mit Hack	77	🟡	🟡	🟢	🟢
Paprikaschote Konserve gegart	17	🟢	🟢	🟢	🟢
Paprikaschote Konserve netto	17	🟢	🟢	🟢	🟢
Paprikaschote	20	🟢	🟢	🟢	🟢
Paranuss	660	🔴	🟢	🔴	🟡
Parmesan 45 % F. i. Tr.	440	🔴	🟡	🔴	🟡
Passionsfrucht Konserve netto	106	🟢	🟢	🟢	🟡
Passionsfrucht	80	🟢	🟢	🟡	🟢
Passionsfruchtnektar	60	🟢	🟢	🟢	🟡
Pastete	162	🟡	🔴	🔴	🔴
Pastinake gegart	17	🟢	🟢	🟢	🟢
Pecannuss	692	🔴	🟢	🔴	🟡
Pecannuss geröstet	716	🔴	🟢	🔴	🟡
Perlgraupen	339	🟢	🟢	🟢	🟢
Perlwein	79	🟢	🟢	🔴	🔴
Perlzwiebel frisch	75	🟢	🟢	🟡	🟢
Perlzwiebel gesäuert	37	🟢	🟢	🟡	🟢
Perlzwiebel Konserve netto	62	🟢	🟢	🟡	🟡
Persipan	457	🟢	🟢	🔴	🔴
Petersilie	53	🟢	🟢	🟢	🟢
Petersilie getrocknet	262	🟢	🟢	🟢	🟢
Petersilie TK	54	🟢	🟢	🟢	🟢
Pfälzer Saumagen	158	🟡	🔴	🔴	🔴
Pfannkuchen	171	🟡	🔴	🔴	🔴
Pfannkuchen mit Konfitüre	182	🟡	🔴	🔴	🔴
Pfeffer schwarz	285	🟢	🟢	🟢	🟢
Pfeffer weiß	322	🟢	🟢	🔴	🟢
Pfefferkörner grün	117	🟢	🟢	🔴	🟢

Lebensmittel	Kalorien pro 100g	Fett	Cholesterin	Sattfaktor	Fitfaktor
Pfefferkuchen	380	🟢	🟢	🔴	🟡
Pfefferminzbruch	374	🟢	🟢	🔴	🔴
Pfefferminze	44	🟢	🟢	🟢	🟢
Pfefferminzöl	155	🟢	🟢	🔴	🟢
Pfefferminztee	1	🟢	🟢	🔴	🟡
Pfefferschote getrocknet gegart	69	🟢	🟢	🟢	🟢
Pfefferschote getrocknet	266	🟢	🟢	🟢	🟢
Pfefferschote gegart	38	🟢	🟢	🟢	🟢
Pfefferschote Konserve netto	31	🟢	🟢	🟢	🟢
Pfeffersteak mit Soße	149	🟡	🔴	🔴	🔴
Pferdefleisch fe. gegart	154	🟢	🔴	🔴	🔴
Pferdefleisch ma. gegart	154	🟢	🔴	🔴	🟡
Pferdefleisch mf. gegart	154	🟢	🔴	🔴	🟡
Pfifferling frisch	11	🟡	🟢	🟢	🟢
Pfifferling gedünstet	59	🟡	🟢	🟢	🟢
Pfifferling getrocknet	120	🟡	🟢	🟢	🟢
Pfifferling Konserve netto	11	🟡	🟢	🟢	🟢
Pfirsich gegart	43	🟢	🟢	🟢	🟢
Pfirsich Konserve netto	76	🟢	🟢	🟡	🟡
Pfirsich	41	🟢	🟢	🟢	🟢
Pfirsichkompott	54	🟢	🟢	🟢	🟡
Pfirsichkonfitüre	271	🟢	🟢	🔴	🟡
Pfirsichsaft	43	🟢	🟢	🔴	🟡
Pflaume getrocknet	261	🟢	🟢	🟢	🟡
Pflaume	47	🟢	🟢	🟢	🟢
Pflaume TK	49	🟢	🟢	🟢	🟡
Pflaumen Konserve netto	81	🟢	🟢	🟡	🟡
Pflaumenmus	195	🟢	🟢	🔴	🟡
Pflaumensaft	49	🟢	🟢	🔴	🟡
Pflaumenstreuselkuchen Fertigmisch.	212	🔴	🟡	🔴	🟡

Pichelsteiner

Lebensmittel	Kalorien pro 100 g	Fett	Cholesterin	Sattfaktor	Fitfaktor
Pichelsteiner	62	⚪⚪🟢	⚪🟡⚪	⚪⚪🟢	⚪⚪🟢
Pichelsteiner Konserve	74	🟡🟡⚪	🔴⚪⚪	🔴⚪⚪	⚪🟡⚪
Pickles süß-sauer	36	⚪⚪🟢	⚪⚪🟢	⚪⚪🟢	⚪⚪🟢
Pilaw Reis	242	⚪🟡⚪	⚪⚪🟢	🔴⚪⚪	⚪🟡⚪
Pilsbier hell	42	⚪⚪🟢	⚪⚪🟢	🔴⚪⚪	🔴⚪⚪
Pilz chin. getrocknet	237	⚪⚪🟢	⚪⚪🟢	⚪⚪🟢	⚪⚪🟢
Pilz gegart	15	⚪⚪🟢	⚪⚪🟢	⚪⚪🟢	⚪⚪🟢
Pilz getrocknet gegart	163	⚪⚪🟢	⚪⚪🟢	⚪🟢⚪	⚪⚪🟢
Pilz getrocknet	211	⚪⚪🟢	⚪⚪🟢	⚪⚪🟢	⚪⚪🟢
Pilz Konserve gegart	14	⚪⚪🟢	⚪⚪🟢	⚪⚪🟢	⚪⚪🟢
Pilz Konserve netto	14	⚪⚪🟢	⚪⚪🟢	⚪⚪🟢	⚪⚪🟢
Pilz	15	⚪⚪🟢	⚪⚪🟢	⚪⚪🟢	⚪⚪🟢
Pilz TK gegart	19	⚪⚪🟢	⚪⚪🟢	⚪⚪🟢	⚪⚪🟢
Pilzsoße von dunkler Soße	59	⚪🟡⚪	⚪⚪🟢	⚪🟡⚪	⚪⚪🟢
Pilzsoße von heller Soße	78	🔴⚪⚪	⚪⚪🟢	🔴⚪⚪	⚪⚪🟢
Pilzsuppe	37	🔴⚪⚪	⚪⚪🟢	⚪⚪🟢	⚪⚪🟢
Piment	308	⚪⚪🟢	⚪⚪🟢	⚪⚪🟢	⚪⚪🟢
Pimpinelle	42	⚪⚪🟢	⚪⚪🟢	⚪⚪🟢	⚪⚪🟢
Pimpinelle frisch	42	⚪⚪🟢	⚪⚪🟢	⚪⚪🟢	⚪⚪🟢
Pinienkern	575	🔴⚪⚪	⚪⚪🟢	🔴⚪⚪	⚪🟡⚪
Pistazie geröstet und gesalzen	615	🔴⚪⚪	⚪⚪🟢	🔴⚪⚪	⚪🟡⚪
Pistazie geröstet	627	🔴⚪⚪	⚪⚪🟢	🔴⚪⚪	⚪🟡⚪
Pistazie	574	🔴⚪⚪	⚪⚪🟢	⚪🟡⚪	⚪🟡⚪
Pizza al formaggio	284	⚪🟡⚪	🔴⚪⚪	🔴⚪⚪	🔴⚪⚪
Pizza al funghi	208	⚪🟡⚪	⚪⚪🟢	🔴⚪⚪	⚪🟡⚪
Pizza margherita	258	⚪⚪🟢	⚪⚪🟢	🔴⚪⚪	⚪🟡⚪
Pizza napolitana	247	⚪🟡⚪	⚪⚪🟢	🔴⚪⚪	⚪🟡⚪
Pizza quattro stagioni	216	⚪⚪🟢	⚪⚪🟢	🔴⚪⚪	⚪🟡⚪
Pizza salami	264	⚪🟡⚪	⚪⚪🟢	🔴⚪⚪	⚪🟡⚪
Plätzchen Mürbeteig	489	⚪🟡⚪	🔴⚪⚪	🔴⚪⚪	🔴⚪⚪

Lebensmittel	Kalorien pro 100 g	Fett	Cholesterin	Sattfaktor	Fitfaktor
Plätzchen Rührteig	315	🟢	🟡	🔴	🔴
Plockwurst	432	🔴	🔴	🔴	🔴
Plumpudding	264	🟡	🔴	🔴	🔴
Pökelfleisch	135	🟡	🔴	🔴	🟡
Polenta	139	🔴	🟡	🔴	🟢
Pommes frites	124	🟡	🟢	🟡	🟢
Pommes frites mit Mayonnaise	185	🔴	🟢	🔴	🔴
Pommes frites mit Ketchup	106	🟡	🟢	🟡	🟢
Porree gegart	23	🟢	🟢	🟢	🟢
Porree	26	🟢	🟢	🟢	🟢
Porree TK gegart	25	🟢	🟢	🟢	🟢
Portwein	153	🟢	🟢	🔴	🔴
Pottasche	155	🟢	🟢	🔴	🟢
Poularde	240	🔴	🔴	🔴	🟡
Pralinen	405	🟢	🟢	🟢	🔴
Pralinen gefüllt alkoholfrei flüssig	405	🟢	🟢	🔴	🔴
Pralinen gefüllt mit Alkohol	387	🟢	🟢	🔴	🔴
Pralinen m. Nüssen	455	🟡	🟢	🟢	🔴
Pralinen m. Trüffel	519	🔴	🟢	🔴	🔴
Preiselbeere gegart	41	🟢	🟢	🟢	🟢
Preiselbeere Konserve netto	76	🟢	🟢	🟢	🟡
Preiselbeere	39	🟢	🟢	🟢	🟢
Preiselbeerkompott	123	🟢	🟢	🔴	🟡
Printen	465	🟡	🟢	🔴	🔴
Prinzregententorte	386	🔴	🔴	🔴	🔴
Provolone 45 % F. i. Tr.	340	🔴	🔴	🔴	🔴
Puddingpulver	382	🟢	🟢	🔴	🟢
Puddingpulver Nuss	382	🟢	🟢	🟢	🟢
Puddingpulver Schokolade	382	🟢	🟢	🔴	🟢
Puddingpulver Vanille	382	🟢	🟢	🔴	🟢

Puffreis

Lebensmittel	Kalorien pro 100 g	Fett	Cholesterin	Sattfaktor	Fitfaktor
Puffreis	390	grün (rechts)	grün (rechts)	rot (links)	–
Puffreis mit Zucker und Honig	383	grün (Mitte)	grün (Mitte)	rot (links)	gelb (links)
Pumpernickel	188	grün (rechts)	grün (rechts)	grün (Mitte)	grün (rechts)
Pute gegart	214	rot (links)	rot (links)	rot (links)	gelb (Mitte)
Pute mit Haut gegart	253	rot (links)	rot (links)	rot (links)	rot (links)
Putenbrust	107	grün (rechts)	rot (links)	rot (links)	gelb (Mitte)
Putenbrust gebr. m. Gemüsesoße	68	grün (Mitte)	rot (links)	rot (links)	gelb (Mitte)
Putenragout	138	rot (links)	rot (links)	rot (links)	gelb (Mitte)
Putenschenkel gegart	189	gelb (Mitte)	rot (links)	rot (links)	gelb (Mitte)
Q					
Quark 20 % F. i. Tr.	100	gelb (Mitte)	gelb (Mitte)	rot (links)	gelb (Mitte)
Quark 45 % F. i. Tr.	157	rot (links)	rot (links)	rot (links)	gelb (Mitte)
Quark Magerstufe	75	grün (rechts)	grün (Mitte)	rot (links)	grün (rechts)
Quark mit Früchten 40 % Fett	129	gelb (Mitte)	gelb (Mitte)	rot (links)	gelb (Mitte)
Quark mit Früchten Magerstufe	103	grün (rechts)	grün (rechts)	rot (links)	grün (rechts)
Quarkklöße	236	gelb (Mitte)	rot (links)	rot (links)	rot (links)
Quarkspeise mit Erdbeeren	100	grün (rechts)	grün (rechts)	rot (links)	grün (rechts)
Quarkstrudel	224	gelb (Mitte)	rot (links)	rot (links)	rot (links)
Quarktasche	251	grün (rechts)	grün (rechts)	rot (links)	rot (links)
Quitte gegart	41	grün (rechts)	grün (rechts)	grün (Mitte)	grün (rechts)
Quitte	39	grün (rechts)	grün (rechts)	grün (rechts)	grün (rechts)
Quittenkompott	38	grün (rechts)	grün (rechts)	grün (rechts)	gelb (Mitte)
Quittenkonfitüre	270	grün (rechts)	grün (rechts)	rot (links)	gelb (Mitte)
R					
Radicchio	14	grün (rechts)	grün (rechts)	grün (rechts)	grün (rechts)
Radieschen	15	grün (rechts)	grün (rechts)	grün (rechts)	grün (rechts)
Ragout fin	149	rot (links)	rot (links)	rot (links)	rot (links)
Ragout fin Konserve	133	gelb (Mitte)	rot (links)	rot (links)	rot (links)
Rahmsoße Salatsoße	127	rot (links)	rot (links)	rot (links)	gelb (Mitte)
Rahmspinat	79	rot (links)	rot (links)	gelb (Mitte)	rot (links)

Lebensmittel	Kalorien pro 100g	Fett	Cholesterin	Sattfaktor	Fitfaktor
Rahmsuppe	91	🔴	🟢	🔴	🟡
Rahmwirsingkohl mit Soße	72	🔴	🔴	🟡	🟡
Rapsöl	875	🔴	🟢	🔴	🟢
Raquelette 50 % F. i. Tr.	343	🔴	🟡	🔴	
Ratatouille	34	🟡	🟢	🟢	🟢
Rauchfleisch	129	🟡	🔴		
Ravioli m. Gemüsekäsefüllung	217	🔴	🔴		🟡
Ravioli mit Gemüse	137	🟡	🔴	🟡	🟡
Rebhuhn	222	🟡	🔴		🟡
Regenbogenforelle geräuchert	120	🟢	🔴		🟡
Regenbogenforelle	113	🟢	🔴		🟡
Reh fe. gegart	160	🟢	🔴		🟡
Reh ma. gegart	132	🟢	🔴	🔴	🟡
Reh mf. gegart	160	🟢	🔴	🔴	🟡
Rehkeule mit Preiselbeersoße	177	🟡	🔴		🔴
Rehpfeffer	197	🔴	🔴		🔴
Rehrücken	427	🟡	🔴		🔴
Rehrücken mit Soße und Birne	182	🟡	🔴		🔴
Reibekuchen	145	🟡	🔴	🟡	🟡
Reineclaude gegart	66	🟢	🟢	🟢	🟡
Reineclaude Konserve netto	91	🟢	🟢	🟡	🟡
Reineclaude	63	🟢	🟢	🟢	🟡
Reineclaudenkonfitüre	279	🟢	🟢	🔴	🟡
Reis geschält	349	🟢	🟢	🔴	🟡
Reis geschält gegart	93	🟢	🟢	🔴	🟡
Reis parboiled	351	🟢	🟢	🔴	🟡
Reis parboiled gegart	108	🟢	🟢	🔴	🟡
Reis ungeschält gegart	112	🟢	🟢	🔴	🟢
Reis ungeschält	349	🟢	🟢	🔴	🟢
Reisbrei	124	🟡	🟡	🔴	🟡

Reiscrispies

Lebensmittel	Kalorien pro 100 g	Fett	Cholesterin	Sattfaktor	Fitfaktor
Reiscrispies	377	grün	grün	rot	gelb
Reisfleisch	124	grün	gelb	rot	gelb
Reismehl	348	grün	grün	rot	grün
Reissalat mit Mayonnaise	105	gelb	gelb	gelb	gelb
Reissalat m. Thunfisch u. Tomaten	104	grün	gelb	rot	gelb
Reissuppe klar	69	gelb	grün	rot	gelb
Remoulade 65 % Fett	641	rot	gelb	rot	gelb
Remouladensoße	639	rot	rot	rot	rot
Rettich gegart	11	grün	grün	grün	grün
Rettich	14	grün	grün	grün	grün
Rettich rot	14	grün	grün	grün	grün
Rettich schwarz	14	grün	grün	grün	grün
Rettich Trunk	5	grün	grün	gelb	grün
Rettich weiß	14	grün	grün	grün	grün
Rhabarber gegart	14	grün	grün	grün	grün
Rhabarberkompott	94	grün	grün	gelb	gelb
Rhabarberkuchen mit Baiser	181	gelb	rot	rot	rot
Rhabarbersaft	46	grün	grün	rot	grün
Rheinische Bratwurst	272	rot	gelb	rot	gelb
Ricotta 45 % F.i.Tr.	164	rot	rot	rot	rot
Riesengarnelen gegrillt	142	gelb	rot	rot	gelb
Riesenscampi vom Grill	148	gelb	rot	rot	gelb
Rind Muskelfleisch	108	grün	rot	rot	gelb
Rinderbierschinken	194	rot	rot	rot	grün
Rinderbraten gegart	157	grün	rot	rot	gelb
Rinderbraten mit Soße	147	rot	rot	rot	gelb
Rinderfilet gegart	152	grün	rot	rot	gelb
Rinderfilet mit Soße	98	gelb	rot	rot	rot
Rindergulasch Konserve	125	gelb	rot	rot	gelb
Rindergulasch ma. gegart	157	grün	rot	rot	rot

Lebensmittel	Kalorien pro 100 g	Fett	Cholesterin	Sattfaktor	Fitfaktor
Rindergulasch mf. gegart	180	gelb	rot	rot	rot
Rindergulasch ungarisch	116	rot	rot	rot	rot
Rinderkotelett ma. gegart	161	grün	rot	rot	gelb
Rinderkotelett mf. gegart	183	gelb	rot	rot	rot
Rinderleber gegart	147	grün	rot	rot	gelb
Rinderlende gegart	152	grün	rot	rot	gelb
Rindernacken Kamm mf. gegart	183	gelb	rot	rot	rot
Rindernacken Kamm ma.	149	gelb	rot	rot	gelb
Rinderroulade ma. gegart	151	grün	rot	rot	gelb
Rinderroulade mf. gegart	174	gelb	rot	rot	rot
Rinderrücken Roastbeef	130	gelb	rot	rot	gelb
Rinderschmorbraten mit Soße	108	rot	rot	rot	gelb
Rinderschulter Bug ma. gegart	157	grün	rot	rot	gelb
Rindersteak ma. gegart	161	grün	rot	rot	gelb
Rindersteak mf. gegart	175	gelb	rot	rot	rot
Rinderzunge gegart	188	rot	rot	rot	gelb
Rindfleisch gegart	180	gelb	rot	rot	gelb
Rindfleisch Konserve	150	gelb	rot	rot	gelb
Rindfleischsuppe Brühwürfel	149	grün	grün	grün	grün
Rippchen gekocht	166	gelb	rot	rot	rot
Risi Pisi Erbsenreis	91	grün	grün	rot	grün
Roastbeef englisch	207	gelb	rot	rot	gelb
Roggen Vollkorn gegart	94	grün	grün	grün	grün
Roggen Vollkorn	294	grün	grün	grün	grün
Roggenbrötchen	223	grün	grün	gelb	grün
Roggenmehl Typ 1150	318	grün	grün	gelb	grün
Roggenmischbrot	210	grün	grün	gelb	grün
Roggenmischb. m. Sonnenbl.-kernen	226	grün	grün	gelb	grün
Roggenvollkornschrotbrot	188	grün	grün	grün	grün
Roggenvollkornbrot	188	grün	grün	grün	grün

Lebensmittel	Kalorien pro 100 g	Fett	Cholesterin	Sattfaktor	Fitfaktor
Rohkostsalat mit Joghurt	22	grün	grün	grün	grün
Rohkostsalat mit Dressing	23	gelb	grün	grün	grün
Rohkostsalat mit Öl	31	gelb	grün	grün	grün
Rohrnudeln	466	rot	rot	rot	gelb
Rollmöpse	134	rot	rot	rot	gelb
Romadur 45 % F. i. Tr.	293	rot	gelb	rot	gelb
Romanosalat	16	grün	grün	grün	grün
Roquefort	361	rot	rot	rot	rot
Roquefort Dressing	415	rot	grün	rot	gelb
Roquefortsalatdressing Fertigpr.	214	rot	grün	rot	gelb
Rosenkohl gedünstet	65	gelb	grün	grün	grün
Rosenkohl gegart	28	grün	grün	grün	grün
Rosenkohl	36	grün	grün	grün	grün
Rosenpaprika	317	gelb	grün	grün	grün
Rosine	298	grün	grün	gelb	grün
Rosinenbrot	241	grün	grün	rot	grün
Rosinenbrötchen	253	grün	grün	rot	grün
Rosmarin frisch	57	gelb	grün	grün	gelb
Rosmarin getrocknet	343	gelb	grün	grün	gelb
Rostbratwurst	329	rot	rot	grün	rot
Rösti	125	gelb	gelb	gelb	gelb
Rotbarsch gegart	56	gelb	rot	gelb	gelb
Rotbarsch geräuchert	114	gelb	rot	grün	gelb
Rotbarsch paniert	180	gelb	rot	grün	rot
Rotbarsch TK gegart	125	gelb	rot	rot	grün
Rotbarschfilet	107	gelb	rot	rot	gelb
Rotbarschfilet gegart	125	gelb	rot	rot	grün
Rote Bete gedünstet	59	gelb	grün	grün	gelb
Rote Bete gegart	32	grün	grün	grün	grün
Rote Bete Konserve netto	34	grün	grün	grün	gelb

Lebensmittel	Kalorien pro 100 g	Fett	Cholesterin	Sattfaktor	Fitfaktor
Rote Bete	42	grün R	grün R	grün R	grün R
Rote Betesaft	35	grün R	grün R	rot L	grün R
Rote Grütze aus Fruchtsaft	99	grün R	grün R	rot L	gelb M
Rote Grütze Pulver	382	grün R	grün R	rot L	grün R
Rotkappe frisch	14	gelb M	grün R	grün M	grün R
Rotkohl gegart	18	grün R	grün R	grün M	grün R
Rotkohl gesäuert	12	grün R	grün R	grün M	grün R
Rotkohl Konserve gegart	15	grün M	grün M	grün L	grün L
Rotkohl TK gegart	19	grün R	grün R	grün M	grün R
Rotwein leicht	66	grün R	grün R	rot L	rot L
Rotwein schwer	78	grün R	grün R	rot L	rot L
Rotweinsoße	56	gelb M	grün R	gelb M	grün R
Rotwurst	173	gelb M	rot L	rot L	rot L
Rückenspeck Schwein	697	rot L	grün R	rot L	gelb M
Rührei	164	rot L	rot L	rot L	gelb M
Rührei m. Käse und Schinken	191	rot L	rot L	rot L	rot L
Rührei m. Pfifferlingen	124	rot L	rot L	rot L	gelb M
Rum	231	grün R	grün R	rot L	rot L
Rumkugeln	403	grün R	grün R	rot L	gelb M
Rumpsteak mit Zwiebeln	143	grün R	rot L	rot L	rot L
Rumtopf	163	grün R	grün R	rot L	rot L
Russisch Brot	381	grün R	grün R	rot L	gelb M
Russische Creme mit Schlagsahne	215	gelb M	rot L	rot L	rot L
S					
Saccharin Cyclamat Tabletten	253	grün R	grün R	rot L	grün R
Saccharin Tabletten	250	grün R	grün R	rot L	grün R
Sachertorte	337	gelb M	rot L	rot L	rot L
Safran	349	grün R	grün R	rot L	gelb M
Sago	311	grün R	grün R	rot L	grün R
Sahne 10 % Fett	117	rot L	rot L	rot L	gelb M

Sahne 30 % Fett

Lebensmittel	Kalorien pro 100 g	Fett	Cholesterin	Sattfaktor	Fitfaktor
Sahne 30 % Fett	288	🔴	🔴	🔴	🔴
Sahnegulasch	107	🔴	🔴	🔴	🔴
Sahnekaramellen	355	🟢	🟢	🔴	🔴
Sahneschokoladeneis	258	🔴	🔴	🔴	🔴
Sahnesoße hell	87	🔴	🟢	🔴	🟡
Salami	360	🔴	🔴	🔴	🔴
Salami fein	355	🔴	🔴	🔴	🔴
Salami italienisch	331	🔴	🔴	🔴	🔴
Salami ungarisch	366	🔴	🔴	🔴	🔴
Salatgemüse frisch	12	🟢	🟢	🟢	🟢
Salatmayonnaise	394	🔴	🔴	🔴	🔴
Salatmayonnaise 50 % Fett	482	🔴	🟡	🔴	🟡
Salbei frisch	54	🟡	🟢	🟢	🟡
Salbei getrocknet	331	🟡	🟢	🟢	🟡
Salz	0	🟢	🟢	🔴	🟢
Salzburger Nockerln	211	🟡	🔴	🔴	🔴
Salzgebäck	347	🟢	🟢	🔴	🟢
Salzkartoffeln	68	🟢	🟢	🔴	🟢
Salzstangen	347	🟢	🟢	🔴	🟢
Sambal Oelek	141	🟢	🟢	🟡	🟢
Sanddornbeere	94	🔴	🟢	🟢	🟢
Sanddornbeere gegart	98	🔴	🟢	🟢	🟢
Sanddornsaft	87	🔴	🟢	🔴	🟢
Sandkuchen	440	🔴	🔴	🔴	🔴
Sandwich m. Geflügel u. Tomate	235	🔴	🔴	🔴	🟡
Sandwich m. Thunfisch u. Salat	266	🟡	🟡	🔴	🟡
Sandwich m. Tomate u. Mozzarella	182	🟡	🟢	🔴	🟡
Sardelle	102	🟢	🟡	🔴	🟡
Sardelle geräuchert	100	🟢	🟡	🔴	🟡
Sardelle Konserve netto	101	🟢	🟡	🔴	🟡

Lebensmittel	Kalorien pro 100 g	Fett	Cholesterin	Sattfaktor	Fitfaktor
Sardellenfilet TK	102	grün	gelb	rot	gelb
Sardellenpaste	195	gelb	grün	rot	grün
Sardine gegart	77	gelb	gelb	rot	gelb
Sardine geräuchert	126	gelb	gelb	rot	gelb
Sardine Konserve in Öl netto	166	rot	grün	rot	grün
Sardine TK gegart	138	gelb	gelb	rot	gelb
Sauce Béarnaise	419	rot	rot	rot	rot
Sauce Hollandaise Konserve	112	rot	rot	rot	rot
Sauerampfer	22	grün	grün	grün	grün
Sauerampfertrunk	7	grün	grün	grün	grün
Sauerbraten m. Soße u. Gemüse	114	rot	rot	rot	rot
Sauerkirschkompott	81	grün	grün	rot	gelb
Sauerkraut frisch gegart	17	grün	grün	grün	grün
Sauerkraut frisch	17	grün	grün	grün	grün
Sauerkraut Konserve netto	16	grün	grün	grün	grün
Sauerkrautsaft	15	grün	grün	gelb	grün
Sauerkrauttrunk	6	grün	grün	gelb	grün
Sauermilchkäse Magerstufe	131	grün	grün	rot	grün
Saure Sahne 10 % F.	117	rot	rot	rot	gelb
Saure Sahne Kräutersoße	104	rot	rot	rot	rot
Scampi in Tomatensoße	91	gelb	rot	rot	grün
Schaffleisch fe. gegart	307	rot	rot	rot	rot
Schaffleisch ma. gegart	180	gelb	rot	rot	gelb
Schaffleisch mf. gegart	270	rot	rot	rot	rot
Schafsherz gegart	162	gelb	rot	rot	grün
Schafsleber gegart	135	grün	rot	rot	grün
Schafsmilch	96	gelb	gelb	rot	gelb
Schalotte	22	grün	grün	grün	grün
Schaschlik Grillsoße	75	grün	grün	grün	grün
Schaschlik m. Pommes fr. Ketchup	134	gelb	rot	rot	rot

Lebensmittel	Kalorien pro 100 g	Fett	Cholesterin	Sattfaktor	Fitfaktor
Schaumdessert Pulver Vanille	382	grün	grün	rot	gelb
Schaumdes. Pulver Schokolade	382	grün	grün	rot	gelb
Schaumwein	79	grün	grün	rot	rot
Scheiblette	271	rot	gelb	rot	gelb
Schellfisch gegart	49	grün	rot	rot	gelb
Schellfisch gekocht	90	grün	rot	rot	gelb
Schellfisch TK gegart	91	grün	rot	rot	gelb
Schellfischfilet gegart	91	grün	rot	rot	gelb
Schichtkäse 10 % F. i. Tr.	86	grün	rot	rot	grün
Schichtkäse 45 % F. i. Tr.	168	rot	rot	rot	rot
Schillerlocke geräuchert	162	gelb	rot	rot	rot
Schinken gekocht	113	gelb	rot	rot	gelb
Schinken gekocht geräuchert	121	gelb	rot	rot	gelb
Schinken roh geräuchert	116	gelb	rot	rot	gelb
Schinkensalami	348	rot	rot	rot	rot
Schinkenspeck	152	gelb	rot	rot	rot
Schinkenspeck roh ungeräuchert	152	gelb	rot	rot	rot
Schinkenwurst roh	293	rot	rot	rot	rot
Schlagsahne 30 % F.	288	rot	rot	rot	rot
Schlehe	69	grün	grün	grün	grün
Schleie gegart	34	grün	rot	rot	gelb
Schleie gekocht	81	grün	rot	rot	gelb
Schleie paniert	166	gelb	rot	rot	rot
Schleie TK gegart	89	grün	rot	rot	gelb
Schleienfilet gebraten	89	grün	rot	rot	gelb
Schmand 20 % Fett	205	rot	rot	rot	gelb
Schmelzkäse 20 % F. i. Tr.	189	gelb	gelb	rot	gelb
Schmelzkäse 45 % F. i. Tr.	288	rot	gelb	rot	gelb
Schmierwurst fette Mettwurst	382	rot	gelb	rot	gelb
Schmorgurkengemüse	27	gelb	grün	gelb	grün

Lebensmittel	Kalorien pro 100 g	Fett	Cholesterin	Sattfaktor	Fitfaktor
Schnecken	335	⚪⚪🟢	⚪⚪🟢	🔴⚪⚪	⚪🟡⚪
Schnecken Burgunder Art	229	🔴⚪⚪	🔴⚪⚪	🔴⚪⚪	⚪🟡⚪
Schnecken gegart	64	⚪⚪🟢	🔴⚪⚪	🔴⚪⚪	⚪⚪🟢
Schnittkäse 45 % F. i. Tr.	344	🔴⚪⚪	⚪🟡⚪	🔴⚪⚪	⚪🟡⚪
Schnittlauch frisch	27	⚪⚪🟢	⚪⚪🟢	⚪⚪🟢	⚪⚪🟢
Schnittlauch getrocknet	187	⚪⚪🟢	⚪⚪🟢	⚪⚪🟢	⚪⚪🟢
Schnittlauch Pulver	191	⚪⚪🟢	⚪⚪🟢	⚪⚪🟢	⚪⚪🟢
Schnittlauch TK	27	⚪⚪🟢	⚪⚪🟢	⚪⚪🟢	⚪⚪🟢
Schnittlauchquark mager	68	⚪⚪🟢	⚪⚪🟢	🔴⚪⚪	⚪⚪🟢
Schnittlauchquark	114	🔴⚪⚪	🔴⚪⚪	🔴⚪⚪	⚪🟡⚪
Schokolade	536	⚪🟡⚪	⚪⚪🟢	🔴⚪⚪	🔴⚪⚪
Schokolade Erdnuss	519	🔴⚪⚪	⚪⚪🟢	🔴⚪⚪	🔴⚪⚪
Schokolade Joghurt	351	⚪⚪🟢	⚪⚪🟢	🔴⚪⚪	⚪🟡⚪
Schokolade Mandel	519	🔴⚪⚪	⚪⚪🟢	🔴⚪⚪	🔴⚪⚪
Schokolade Marzipan	502	🔴⚪⚪	⚪⚪🟢	⚪🟡⚪	🔴⚪⚪
Schokolade mit Alkohol	346	⚪⚪🟢	⚪⚪🟢	🔴⚪⚪	🔴⚪⚪
Schokolade Mokka	520	🔴⚪⚪	⚪⚪🟢	🔴⚪⚪	🔴⚪⚪
Schokolade Nougat	515	⚪🟡⚪	⚪⚪🟢	🔴⚪⚪	🔴⚪⚪
Schokolade Nuss	436	⚪⚪🟢	⚪⚪🟢	🔴⚪⚪	🔴⚪⚪
Schokolade Traubennuss	436	⚪⚪🟢	⚪⚪🟢	🔴⚪⚪	🔴⚪⚪
Schokolade Vollmilch Nuss	521	🔴⚪⚪	⚪⚪🟢	🔴⚪⚪	🔴⚪⚪
Schokolade weiss	542	⚪🟡⚪	⚪⚪🟢	🔴⚪⚪	🔴⚪⚪
Schokoladencreme	176	⚪🟡⚪	🔴⚪⚪	🔴⚪⚪	🔴⚪⚪
Schokoladendragees	372	⚪⚪🟢	⚪⚪🟢	⚪🟡⚪	🔴⚪⚪
Schokoladeneis	191	⚪🟡⚪	🔴⚪⚪	🔴⚪⚪	🔴⚪⚪
Schokoladenkuchen	359	⚪⚪🟢	⚪🟡⚪	🔴⚪⚪	🔴⚪⚪
Schokoladenpudding	157	⚪🟡⚪	🔴⚪⚪	🔴⚪⚪	🔴⚪⚪
Schokoladensahnetorte	323	🔴⚪⚪	🔴⚪⚪	🔴⚪⚪	🔴⚪⚪
Schokoladensoße Trockenpr.	161	⚪🟡⚪	⚪⚪🟢	🔴⚪⚪	🔴⚪⚪
Schokoladensoße	78	⚪⚪🟢	🔴⚪⚪	🔴⚪⚪	🔴⚪⚪

Lebensmittel	Kalorien pro 100 g	Fett	Cholesterin	Sattfaktor	Fitfaktor
Scholle gegart	55	grün	rot	rot	gelb
Scholle geräuchert	95	grün	rot	rot	gelb
Scholle paniert	176	gelb	rot	rot	rot
Scholle TK gegart	105	grün	rot	rot	gelb
Schollenfilet	90	grün	rot	rot	gelb
Schollenfilet gegart	105	grün	rot	rot	gelb
Schollenfilet gebraten	163	gelb	rot	rot	rot
Schorle Weinschorle	37	grün	grün	rot	rot
Schupfnudeln	127	grün	rot	gelb	gelb
Schwarzwaldbecher mit Quark	132	rot	grün	grün	rot
Schwarzwälder Kirschtorte	247	rot	rot	rot	rot
Schwarzwurzel gegart	15	grün	grün	grün	grün
Schwarzwurzel Konserve gegart	13	grün	grün	grün	gelb
Schwarzwurzel Konserve netto	15	grün	grün	grün	gelb
Schwarzwurzel	17	grün	grün	grün	grün
Schwein Innereien gegart	123	grün	rot	rot	gelb
Schwein Muskelfleisch	106	grün	rot	rot	gelb
Schweinebacke gegart	319	rot	rot	rot	rot
Schweinebauch fe. gegart	405	rot	gelb	rot	gelb
Schweinebraten gepökelt	137	gelb	rot	rot	gelb
Schweinebr. gepökelt geräuchert	139	gelb	rot	rot	gelb
Schweinebraten Konserve	137	gelb	rot	rot	gelb
Schweinebraten mf. gegart	217	gelb	rot	rot	gelb
Schweinefilet gegart	146	grün	rot	rot	gelb
Schweinefleisch ma. gegart	175	gelb	rot	rot	gelb
Schweinefleisch mf. gegart	217	gelb	rot	rot	gelb
Schweinefleisch mf. gepökelt	150	gelb	rot	rot	gelb
Schw.-fl. mf. gepökelt geräuchert	153	gelb	rot	rot	gelb
Schweinegulasch fe. gegart	228	gelb	rot	rot	rot
Schweinegulasch ma. gegart	201	gelb	rot	rot	gelb

Lebensmittel	Kalorien pro 100 g	Fett	Cholesterin	Sattfaktor	Fitfaktor
Schweinegulasch mf. gegart	217	🟡	🔴	🔴	🟡
Schweinekeule fe. gegart	193	🟡	🔴	🔴	🔴
Schweinekeule ma. gegart	175	🟡	🔴	🔴	🟡
Schweinekeule mf. gegart	187	🟡	🔴	🔴	🔴
Schweinekotelett natur	217	🟡	🔴	🔴	🟡
Schweinekotelett paniert	262	🟡	🔴	🔴	🟡
Schweineleber gegart	123	🟢	🔴	🔴	🟡
Schweinelende ma. gegart	146	🟢	🔴	🔴	🟡
Schweinelende mf. gegart	209	🟡	🔴	🔴	🔴
Schweinenacken Kamm fe. gegart	256	🔴	🔴	🔴	🔴
Schweinenacken Kamm mf. gegart	240	🔴	🔴	🔴	🔴
Schweinenacken Kamm ma. gegart	209	🟡	🔴	🔴	🔴
Schweineragout mit Kräutern	89	🟡	🟡	🟡	🟢
Schweineroulade gegart	175	🟡	🔴	🔴	🟡
Schweinerücken mf. gegart	210	🟡	🔴	🔴	🔴
Schweineschmalz	882	🔴	🟡	🔴	🟡
Schweineschnitzel natur	174	🟡	🔴	🔴	🟡
Schweineschnitzel gegart	146	🟢	🔴	🔴	🟡
Schweineschnitzel paniert	238	🟡	🔴	🔴	🔴
Schweinesteak	145	🟢	🔴	🔴	🟡
Schweinesteak ma. gegart	173	🟢	🔴	🔴	🟡
Schweinesteak mf. gegart	210	🟡	🔴	🔴	🟡
Schwertfisch	116	🟡	🔴	🔴	🟡
Seehecht gegart	59	🟢	🔴	🔴	🟡
Seehecht TK gegart	108	🟢	🔴	🔴	🟡
Seehechtfilet	92	🟢	🔴	🔴	🟡
Seehechtfilet gegart	108	🟢	🔴	🔴	🟡
Seelachs gegart	60	🟢	🔴	🔴	🟡
Seelachs Konserve in Öl netto	147	🔴	🔴	🔴	🟡
Seelachsfilet	82	🟢	🔴	🔴	🟡

Seelachsfilet gegart

Lebensmittel	Kalorien pro 100 g	Fett	Cholesterin	Sattfaktor	Fitfaktor
Seelachsfilet gegart	96	grün	rot	rot	gelb
Seeteufel	74	grün	rot	rot	gelb
Seezunge gebraten	147	gelb	rot	rot	rot
Seezunge gegart	67	grün	rot	rot	grün
Seezunge gegrillt	112	grün	rot	rot	gelb
Seezunge geräuchert	88	grün	rot	rot	gelb
Seezungenfilet	83	grün	rot	rot	gelb
Seezungenfilet gegart	97	grün	rot	rot	gelb
Seezungenfilet mit Soße	113	gelb	rot	rot	gelb
Sekt	79	grün	grün	rot	rot
Sellerieblätter frisch	25	grün	grün	grün	grün
Sellerieblätter getrocknet	258	grün	grün	grün	grün
Selleriecremesuppe	19	rot	rot	grün	gelb
Sellerieknolle gegart	15	grün	grün	grün	grün
Sellerieknolle Konserve gegart	13	grün	grün	grün	grün
Sellerieknolle Konserve netto	16	grün	grün	grün	grün
Sellerieknolle	19	grün	grün	grün	grün
Sellerieknollensaft	16	grün	grün	gelb	grün
Selleriesuppe	36	rot	grün	grün	gelb
Semmelauflauf	242	gelb	rot	rot	rot
Semmelbrösel	358	grün	grün	rot	gelb
Semmelknödel	169	gelb	rot	rot	gelb
Senf mild	86	gelb	grün	rot	gelb
Senf scharf	79	gelb	grün	gelb	grün
Senf süß	87	gelb	grün	rot	gelb
Senfgurke sauer	14	grün	grün	gelb	grün
Senfkorn gelb	475	rot	grün	rot	gelb
Senfpulver	347	grün	grün	gelb	grün
Senfsoße	75	rot	grün	rot	gelb
Serbische Bohnensuppe Kons.	61	gelb	grün	grün	grün

Lebensmittel	Kalorien pro 100 g	Fett	Cholesterin	Sattfaktor	Fitfaktor
Serbische Bohnensuppe	65	gelb	grün	grün	grün
Serbisches Reisfleisch	86	grün	gelb	rot	gelb
Sesam	559	rot	grün	gelb	grün
Sesam geröstet	588	rot	grün	gelb	grün
Sesamöl	880	rot	grün	rot	grün
Sherry	117	grün	grün	rot	rot
Sherry cream	139	grün	grün	rot	rot
Sherry medium	119	grün	grün	rot	rot
Sherry sweet	139	grün	grün	rot	rot
Sherry trocken	117	grün	grün	rot	rot
Shrimps	91	grün	rot	rot	gelb
Shrimps gegart	93	grün	rot	rot	gelb
Shrimps Konserve netto	90	grün	rot	rot	gelb
Sirup	322	grün	grün	rot	grün
Softeis	129	grün	grün	rot	rot
Soja Bolognese Konserve	87	grün	grün	grün	gelb
Sojabohne frisch	143	gelb	grün	gelb	grün
Sojabohne geröstet	359	rot	grün	grün	grün
Sojabohne getrocknet	416	gelb	grün	gelb	grün
Sojabohne Konserve netto	131	gelb	grün	gelb	grün
Sojabohnen Pulver	425	gelb	grün	gelb	grün
Sojabratlinge nass	347	rot	grün	rot	gelb
Sojabrot	360	rot	grün	grün	grün
Sojaeiweiß	285	grün	grün	grün	grün
Sojafleisch Trockenprodukt roh	305	grün	grün	grün	grün
Sojalecithin	884	rot	grün	rot	grün
Sojamark	184	grün	grün	grün	grün
Sojamehl entfettet	197	grün	grün	grün	grün
Sojamehl halbfett	274	gelb	grün	grün	grün
Sojamilch flüssig	152	rot	grün	grün	grün

Sojamilch milchsauer

Lebensmittel	Kalorien pro 100 g	Fett	Cholesterin	Sattfaktor	Fitfaktor
Sojamilch milchsauer	152	🔴	🟢	🟢	🟢
Sojamilch Pulver	360	🔴	🟢	🟢	🟢
Sojanudeln roh	325	🟢	🟢	🟢	🟢
Sojaöl	871	🔴	🟢	🔴	🟢
Sojasoße	70	🟢	🟢	🔴	🟢
Sojasprossen	52	🟢	🟢	🟢	🟢
Sojasprossen gegart	46	🟢	🟢	🟢	🟢
Sojasprossen Konserve netto	41	🟢	🟢	🟢	🟡
Sojawurst Konserve	292	🔴	🟢	🔴	🟡
Sonnenblumenkern geröstet	602	🔴	🟢	🟢	🟢
Sonnenblumenkern	574	🔴	🟢	🔴	🟢
Sonnenblumenöl	882	🔴	🟢	🔴	🟢
Soße dunkel	117	🔴	🟡	🔴	🟡
Soße hell	74	🔴	🟢	🔴	🟢
Spaghetti alla carbonara	206	🔴	🔴	🔴	🔴
Spaghetti Bolognese	135	🟡	🔴	🔴	🔴
Spaghetti mit Gorgonzola	160	🟡	🔴	🔴	🔴
Spaghetti Napoli	124	🟢	🔴	🔴	🔴
Spargel gegart	16	🟢	🟢	🟢	🟢
Spargel Konserve gegart	14	🟢	🟢	🟢	🟢
Spargel Konserve netto	15	🟢	🟢	🟢	🟢
Spargel mit Sauce Hollandaise	137	🔴	🔴	🔴	🟡
Spargel TK gegart	18	🟢	🟢	🟢	🟢
Spargelcremesuppe	84	🔴	🔴	🔴	🟡
Spätzle	352	🟢	🔴	🟡	🟡
Speck durchwachsen roh geräuchert	320	🔴	🟡	🔴	🟡
Speck durchwachsen	145	🟡	🔴	🔴	🔴
Speck roh	320	🔴	🟡	🔴	🟢
Speckkartoffeln	87	🟢	🟢	🟡	🟢
Speiseeis	85	🟢	🟡	🔴	🔴

Lebensmittel	Kalorien pro 100 g	Fett	Cholesterin	Sattfaktor	Fitfaktor
Speisesalz	0		🟢		
Spekulatius	489	🟡	🔴	🔴	🔴
Spinat gegart	19	🟢	🟢	🟢	🟢
Spinat Konserve gegart	18	🟢	🟢	🟢	🟢
Spinat Konserve netto	16	🟢	🟢	🟢	🟢
Spinat mit Sahne	38	🟡	🟢	🟢	🟢
Spinat	17	🟢	🟢	🟢	🟢
Spinat TK gegart	20	🟢	🟢	🟢	🟢
Spinatpüreesuppe	52	🟡	🟢	🟡	🟢
Spritzgebäck	531	🔴	🟡	🔴	🔴
Sprotte geräuchert	225	🔴	🔴	🔴	🟡
Sprotte Konserve netto	212	🔴	🔴	🔴	🟡
Stachelbeere gegart	46	🟢	🟢	🟢	🟢
Stachelbeere Konserve netto	79	🟢	🟢	🟢	🟡
Stachelbeere	44	🟢	🟢	🟢	🟢
Stachelbeerkonfitüre	272	🟢	🟢	🔴	🟡
Starkbier	60	🟢	🟢	🔴	🔴
Stärke	351	🟢	🟢	🔴	🟢
Steinbutt gebraten	120	🟡	🔴	🔴	🟡
Steinbutt gegart brutto	41	🟢	🔴	🔴	🟡
Steinbutt paniert	170	🟡	🔴	🔴	🔴
Steinbuttfilet gebraten	97	🟢	🔴	🔴	🟡
Steinofenbrot	210	🟢	🟢	🟡	🟢
Steinpilz frisch	20	🟢	🟢	🟢	🟢
Steinpilz gedünstet	71	🔴	🔴	🟢	🟡
Steinpilz getrocknet	149	🟢	🟢	🟢	🟢
Steinpilzsuppe Trockenprodukt	377	🟡	🟢	🔴	🟢
Steppenkäse 45 % F. i. Tr.	326	🔴	🟡	🔴	🟡
Stilton 60 % F. i. Tr.	461	🔴	🔴	🔴	🔴
Stockfisch TK	333	🟢	🔴	🔴	🟡

Streichmettwurst

Lebensmittel	Kalorien pro 100 g	Fett	Cholesterin	Sattfaktor	Fitfaktor
Streichmettwurst	370	🔴	🟡	🔴	🟡
Streuselkuchen Hefeteig	376	🟡	🟡	🔴	🔴
Streuselteig Fertigmischung	518	🔴	🟢	🔴	🟡
Studentenfutter	483	🔴	🟢	🟡	🟡
Stutenmilch	48	🟢	🟡	🔴	🟢
Sultaninen	298	🟢	🟢	🟡	🟢
Suppe dunkel	64	🔴	🟢	🔴	🟢
Suppe hell	41	🔴	🔴	🔴	🟡
Suppe hell gebunden	51	🟡	🟢	🔴	🟢
Suppe klar mit Einlage	60	🟡	🔴	🔴	🟡
Suppenfond Konserve	24	🟡	🟢	🟡	🟢
Suppengrün getrocknet gegart	66	🟢	🟢	🟢	🟢
Suppengrün gegart	21	🟢	🟢	🟢	🟢
Suppengrün getrocknet	226	🟢	🟢	🟢	🟢
Suppengrün	24	🟢	🟢	🟢	🟢
Suppengrün TK gegart	21	🟢	🟢	🟢	🟢
Suppenhuhn gegart	223	🔴	🔴	🔴	🔴
Suppenwürze	224	🟢	🟢	🔴	🟢
Süßkirschkompott	86	🟢	🟢	🟡	🟡
Szegediner Gulasch	81	🔴	🔴	🟡	🟡
T					
Tabasco	70	🟡	🟢	🟢	🟢
Tafelspitz mit Meerrettichsoße	157	🔴	🔴	🔴	🟡
Tafelwasser mit Kohlensäure	0				🟢
Tagliatelle grün mit Muscheln	113	🟢	🔴	🔴	🟢
Tapioka	349	🟢	🟢	🔴	🟢
Tatar gegart	145	🟢	🔴	🔴	🟡
Tatar roh	113	🟢	🔴	🔴	🟡
Taube gegart brullo	220	🔴	🔴	🔴	🟡
Tee grün	0	🟢	🟢	🔴	🟢

Lebensmittel	Kalorien pro 100 g	Fett	Cholesterin	Sattfaktor	Fitfaktor
Tee schwarz	0	grün	grün	rot	grün
Tee schwarz m. Sahne u. Zucker	17	gelb	gelb	rot	rot
Tee schwarz mit Milch	2	gelb	grün	rot	grün
Tee schwarz mit Alkohol	15	grün	grün	rot	grün
Tee schwarz m. Milch u. Zucker	10	grün	grün	rot	gelb
Tee schwarz mit Zucker	8	grün	grün	rot	gelb
Tee schwarz mit Sahne	10	rot	rot	rot	gelb
Teewurst	367	rot	gelb	rot	gelb
Teltower Rübchen frisch	42	grün	grün	grün	grün
Tunfisch gegart	253	rot	rot	rot	gelb
Tunfisch geräuchert	233	rot	rot	rot	gelb
Tunfisch Konserve in Öl netto	222	rot	rot	rot	rot
Tunfisch Konserve netto	219	rot	rot	rot	gelb
Tunfisch	222	rot	rot	rot	gelb
Tunfischsalat mit Mayonnaise	144	rot	rot	rot	rot
Thüringer Rotwurst fettarm	173	gelb	rot	rot	rot
Thüringer Rotwurst Konserve	241	rot	rot	rot	rot
Thymian frisch	47	grün	grün	grün	gelb
Thymian getrocknet	287	grün	grün	grün	gelb
Tilsiter 45% F. i. Tr	354	rot	rot	rot	rot
Tilsiter Magerstufe	139	grün	grün	rot	grün
Tintenfisch ganz fritiert	72	grün	rot	rot	gelb
Tintenfisch gegart	95	grün	rot	rot	gelb
Tintenfisch in Öl netto	146	rot	rot	rot	rot
Toast Hawaii	257	gelb	gelb	rot	gelb
Toast m. Spargel Schinken u. Käse	159	rot	rot	rot	gelb
Toastbrot Vollkorn	241	grün	grün	grün	grün
Toastbrot weiß	253	grün	grün	rot	grün
Toffees	449	gelb	grün	rot	gelb
Tofu fest	144	rot	grün	rot	grün

Tokayer

Lebensmittel	Kalorien pro 100 g	Fett	Cholesterin	Sattfaktor	Fitfaktor
Tokayer	152	⚪⚪🟢	⚪⚪🟢	🔴⚪⚪	🔴⚪⚪
Tomate gegart	20	⚪⚪🟢	⚪⚪🟢	⚪⚪🟢	⚪⚪🟢
Tomate grün	27	⚪⚪🟢	⚪⚪🟢	⚪⚪🟢	⚪⚪🟢
Tomate Konserve netto	15	⚪⚪🟢	⚪⚪🟢	⚪⚪🟢	⚪⚪🟢
Tomate Konserve gegart	16	⚪⚪🟢	⚪⚪🟢	⚪⚪🟢	⚪⚪🟢
Tomate	17	⚪🟢⚪	⚪⚪🟢	⚪⚪🟢	⚪⚪🟢
Toma.-Gurkensal. m. Joghurtsoße	37	🔴⚪⚪	⚪⚪🟢	⚪🟡⚪	⚪⚪🟢
Tomatencremesuppe	66	🔴⚪⚪	🔴⚪⚪	⚪🟡⚪	⚪⚪🟢
Tomatenketchup	110	⚪⚪🟢	⚪⚪🟢	🔴⚪⚪	⚪🟡⚪
Tomatenmark	74	⚪⚪🟢	⚪⚪🟢	⚪⚪🟢	⚪⚪🟢
Tomatensaft	15	⚪⚪🟢	⚪⚪🟢	🔴⚪⚪	⚪⚪🟢
Tomatensalat mit Salatöl	51	🔴⚪⚪	⚪⚪🟢	⚪🟡⚪	⚪⚪🟢
Tomatensoße m. Tomatenmark	126	🔴⚪⚪	⚪🟡⚪	⚪⚪🟢	⚪⚪🟢
Tomatensuppe gebunden	56	⚪🟡⚪	⚪⚪🟢	🔴⚪⚪	⚪⚪🟢
Topfenpalatschinken	195	⚪🟢⚪	🔴⚪⚪	🔴⚪⚪	🔴⚪⚪
Topfenstrudel	216	⚪⚪🟢	🔴⚪⚪	🔴⚪⚪	⚪⚪🟢
Topinambur	31	⚪⚪🟢	⚪⚪🟢	⚪⚪🟢	⚪⚪🟢
Tortenboden Mürbeteig	509	⚪🟡⚪	🔴⚪⚪	🔴⚪⚪	🔴⚪⚪
Tortencremepulver Schokolade	382	⚪⚪🟢	⚪⚪🟢	🔴⚪⚪	⚪🟡⚪
Traubenkernöl	879	🔴⚪⚪	⚪⚪🟢	🔴⚪⚪	⚪⚪🟢
Traubensaft rot	70	⚪⚪🟢	⚪⚪🟢	⚪⚪🟢	⚪🟡⚪
Traubensaft weiß	70	⚪⚪🟢	⚪⚪🟢	⚪⚪🟢	⚪🟡⚪
Traubenzucker	405	⚪⚪🟢	⚪⚪🟢	🔴⚪⚪	⚪🟡⚪
Trockenhefe	288	⚪⚪🟢	⚪⚪🟢	⚪⚪🟢	⚪⚪🟢
Trüffel frisch	48	⚪⚪🟢	⚪⚪🟢	⚪⚪🟢	⚪⚪🟢
Trüffel getrocknet	139	⚪⚪🟢	⚪⚪🟢	⚪⚪🟢	⚪⚪🟢
Trüffel Konserve netto	46	⚪⚪🟢	⚪⚪🟢	⚪⚪🟢	⚪⚪🟢
Trüffelleberwurst	321	🔴⚪⚪	🔴⚪⚪	🔴⚪⚪	⚪🟡⚪
Trüffelleberwurst Konserve	321	🔴⚪⚪	🔴⚪⚪	🔴⚪⚪	⚪🟡⚪
Tzatziki	48	⚪🟡⚪	⚪⚪🟢	🔴⚪⚪	⚪⚪🟢

Lebensmittel	Kalorien pro 100 g	Fett	Cholesterin	Sattfaktor	Fitfaktor
V					
Vanille Äpfel	89	🟢	🟡	🔴	🔴
Vanillecreme	137	🟡	🟡	🔴	🔴
Vanilleeis	178	🟡	🔴	🔴	🔴
Vanillekipferl	491	🔴	🔴	🔴	🔴
Vanillepudding	126	🟢	🟡	🔴	🔴
Vanilleschote	272	🟢	🟢	🟢	🟡
Vanillesoße	96	🟡	🔴	🔴	🔴
Vanillesoße aus Pulver	109	🟢	🟡	🔴	🔴
Vanillezucker	405	🟢	🟢	🔴	🔴
Vegetar. Bratlinge Trockenprod.	298	🟢	🟢	🟢	🟡
Vegetarische Pastete	212	🟡	🟢	🟡	🟡
Venusmuschel	77	🟢	🔴	🔴	🟡
Venusmuschel Konserve netto	76	🟢	🔴	🔴	🟡
Vollkornbrot	188	🟢	🟢	🟢	🟢
Vollkornbrot mit Leinsamen	195	🟢	🟢	🟢	🟢
Vollkornbrötchen	222	🟢	🟢	🟡	🟢
Vollkornkeks	471	🟡	🟢	🟡	🟢
Vollkornnudeln roh	323	🟢	🟢	🟢	🟢
Vollk.-pizza Tomaten Zwiebeln Oliven	157	🔴	🟢	🟡	🟢
W					
Wacholder frisch	42	🟢	🟢	🟢	🟢
Wacholderschnaps	210	🟢	🟢	🔴	🔴
Wachsbohne gegart	32	🟢	🟢	🟢	🟢
Wachsbohne	32	🟢	🟢	🟢	🟢
Wachsbohne TK gegart	34	🟢	🟢	🟢	🟢
Wachtel	175	🟡	🔴	🔴	🟡
Waffeln gebacken	421	🔴	🔴	🔴	🔴
Waldorfsalat mit Mayonnaise	101	🔴	🟡	🟡	🟡
Waldpilz	15	🟡	🟢	🟢	🟢

Walnuss netto

Lebensmittel	Kalorien pro 100 g	Fett	Cholesterin	Sattfaktor	Fitfaktor
Walnuss	654	rot	grün	rot	gelb
Walnussöl	879	rot	grün	rot	grün
Wassermelone netto	38	grün	grün	rot	grün
Weichkäse 20 % F. i. Tr.	178	gelb	gelb	rot	grün
Weichkäse 45 % F. i. Tr.	275	rot	rot	rot	rot
Weihnachtsgewürzmischung	326	gelb	grün	grün	gelb
Weinbrand	237	grün	grün	rot	rot
Weinbrandbohne	387	grün	grün	rot	rot
Weinessig	19	grün	grün	rot	grün
Weinkäse 45 % F. i. Tr.	289	rot	gelb	rot	gelb
Weinschaumsoße	129	gelb	rot	rot	rot
Weinsuppe	33	grün	grün	gelb	gelb
Weintraube	71	grün	grün	rot	grün
Weißbrot	235	grün	grün	rot	gelb
Weiße Bohnen in Tomatensoße	58	grün	grün	grün	grün
Weiße Rübe gegart	21	grün	grün	grün	grün
Weiße Rübe netto	26	grün	grün	grün	grün
Weißherbst	88	grün	grün	rot	rot
Weißherbst rosé	88	grün	grün	rot	rot
Weißkohl gegart	20	grün	grün	grün	grün
Weißkohl netto	25	grün	grün	grün	grün
Weißkohl TK gegart	21	grün	grün	grün	grün
Weißsekt	79	grün	grün	rot	rot
Weißwein Auslese lieblich	98	grün	grün	rot	rot
Weißwein halbtrocken	74	grün	grün	rot	rot
Weißwein lieblich	98	grün	grün	rot	rot
Weißwein Spätlese halbtrocken	74	grün	grün	rot	rot
Weißwein trocken	72	grün	grün	rot	rot
Weißwurst Münchner Art	270	rot	rot	rot	rot
Weizenbier	43	grün	grün	rot	rot

Lebensmittel	Kalorien pro 100 g	Fett	Cholesterin	Sattfaktor	Fitfaktor
Weizenbier hell	38	grün	grün	rot	rot
Weizenflocken	313	grün	grün	grün	grün
Weizenflocken Vollkorn	313	grün	grün	grün	grün
Weizengrieß	326	grün	grün	gelb	grün
Weizenkeim	314	grün	grün	grün	gelb
Weizenkeimöl	879	rot	grün	rot	grün
Weizenkleie	172	grün	grün	grün	grün
Weizenmehl Typ 1050	334	grün	grün	gelb	grün
Weizenmehl Typ 405	337	grün	grün	rot	grün
Weizenmischbrot	219	grün	grün	gelb	grün
Weizenvollkornbrot	212	grün	grün	grün	grün
Welsfilet	162	rot	rot	rot	gelb
Welsfilet gegart	161	rot	rot	rot	gelb
Wermutwein lieblich	156	grün	grün	rot	rot
Wermutwein trocken	126	grün	grün	rot	rot
Whisky	250	grün	grün	rot	rot
Wiener Apfelstrudel	173	gelb	grün	rot	rot
Wiener Schnitzel	211	gelb	rot	rot	rot
Wiener Würstchen	304	rot	gelb	rot	gelb
Wildente gegart	225	rot	rot	rot	gelb
Wildgulasch Hirsch Konserve	96	grün	rot	rot	grün
Wildkaninchen ma. gegart	145	grün	rot	rot	gelb
Wildpilzmischung Konserve	59	gelb	grün	rot	grün
Wildragout mit Soße	93	gelb	rot	rot	gelb
Wildschwein gebraten	145	grün	rot	rot	gelb
Wildschweinkeule	109	grün	rot	rot	gelb
Windbeutel	463	gelb	rot	rot	gelb
Wirsingeintopf m. Räucherspeck	61	gelb	gelb	gelb	grün
Wirsingkohl gegart	22	grün	grün	grün	grün
Wirsingkohl	26	grün	grün	grün	grün

Lebensmittel	Kalorien pro 100 g	Fett	Cholesterin	Sattfaktor	Fitfaktor
Wodka	231	grün	grün	rot	rot
Worcestersoße	153	grün	grün	gelb	gelb
Würstchen	296	rot	gelb	rot	gelb
Würstchen fettarm	252	rot	rot	rot	gelb
Würstchen Konserve	276	rot	rot	rot	gelb
Wurstsalat mit Öl	281	rot	gelb	rot	gelb
Z					
Zander gegart	46	grün	rot	rot	gelb
Zanderfilet gegart	96	grün	rot	rot	gelb
Zanderfilet paniert	170	gelb	rot	rot	rot
Zartbitterschokolade	496	rot	grün	gelb	rot
Zichorienkaffee trocken	321	grün	grün	gelb	grün
Zichorienkaffee	3	grün	grün	rot	grün
Ziegenfleisch ma. gegart	191	gelb	rot	rot	gelb
Ziegenfleisch mf. gegart	191	gelb	rot	rot	rot
Ziegenmilch	69	rot	gelb	rot	gelb
Zigeuner Grillsoße	61	grün	grün	grün	grün
Zimt	272	grün	grün	rot	gelb
Zimtsterne	455	gelb	grün	gelb	rot
Zitronat	292	grün	grün	rot	gelb
Zitrone	56	grün	grün	gelb	grün
Zitronencreme	220	grün	rot	rot	rot
Zitroneneis	134	grün	grün	rot	gelb
Zitronenkuchen Fertigmischung	518	rot	grün	rot	gelb
Zitronenlimonade	29	grün	grün	rot	gelb
Zitronenmelisse getrocknet	294	grün	grün	grün	grün
Zitronenmelisse frisch	42	grün	grün	grün	grün
Zitronensaft	100	grün	grün	rot	grün
Zitronenschale	89	grün	grün	rot	grün
Zucchini gegart	19	grün	grün	grün	grün

Lebensmittel	Kalorien pro 100 g	Fett	Cholesterin	Sattfaktor	Fitfaktor
Zucchini	19	grün	grün	grün	grün
Zucchini TK gegart	21	grün	grün	grün	grün
Zucchinischeiben paniert gebraten	118	rot	rot	rot	gelb
Zucker braun Rohzucker	396	grün	grün	rot	rot
Zucker weiß	405	grün	grün	rot	rot
Zuckererbse	59	grün	grün	grün	grün
Zuckererbse TK	63	grün	grün	grün	grün
Zuckerguss	338	grün	grün	rot	rot
Zungenwurst hell	265	rot	rot	rot	gelb
Zwetschge gegart	46	grün	grün	grün	gelb
Zwetschge getrocknet	253	grün	grün	grün	gelb
Zwetschge Konserve netto	79	grün	grün	gelb	gelb
Zwetschge	43	grün	grün	grün	gelb
Zwetschge TK	45	grün	grün	grün	gelb
Zwetschgenknödel	134	grün	grün	gelb	gelb
Zwetschgenkuchen Hefeteig	168	grün	gelb	rot	gelb
Zwetschgennektar	54	grün	grün	rot	gelb
Zwetschgenwasser	242	grün	grün	rot	rot
Zwieback	365	grün	grün	rot	grün
Zwiebel gegart	24	grün	grün	grün	grün
Zwiebel geröstet	96	gelb	grün	gelb	grün
Zwiebel Konserve netto	23	grün	grün	grün	gelb
Zwiebel	28	grün	grün	grün	grün
Zwiebelbrot	228	grün	grün	rot	grün
Zwiebelgemüse m. Sahne	84	rot	grün	gelb	grün
Zwiebelkuchen	197	rot	rot	rot	rot
Zwiebelleberwurst einfach	330	rot	rot	rot	rot
Zwiebelsoße	63	rot	grün	grün	grün
Zwiebelsuppe klar	78	gelb	rot	rot	gelb
Zwiebelwurst	266	rot	rot	rot	rot

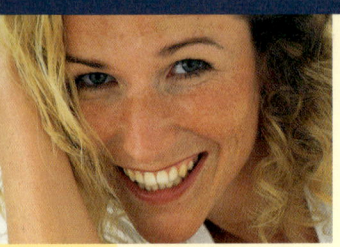

Essen Sie sich
gesund!

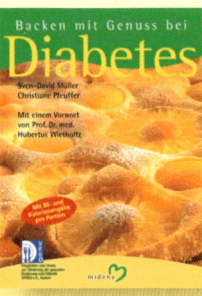

ISBN 3-310-**00586**-0

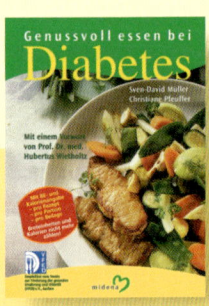

ISBN 3-310-**00452**-x

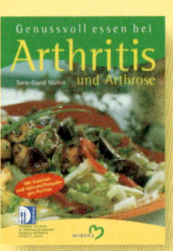

ISBN 3-310-**00702**-2

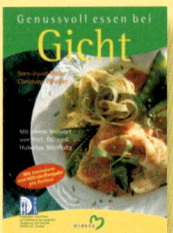

ISBN 3-310-**00568**-2

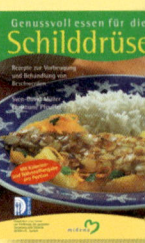

ISBN 3-310-**0070**

Für mich!

Richtige Ernährung ist die
Grundlage für eine erfolgreiche
Langzeittherapie. Essen Sie sich
gesund, ohne Verzicht üben
zu müssen.

Neu

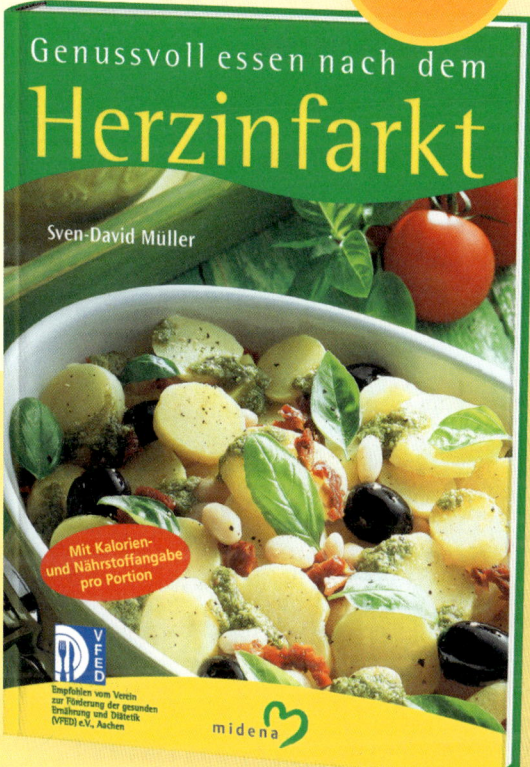

Genussvoll essen nach dem
Herzinfarkt

Sven-David Müller

Mit Kalorien-
und Nährstoffangabe
pro Portion

V F E D

Empfohlen vom Verein
zur Förderung der gesunden
Ernährung und Diätetik
(VFED) e.V., Aachen

midena

ISBN 3-310-00744-8

midena
Für mich!

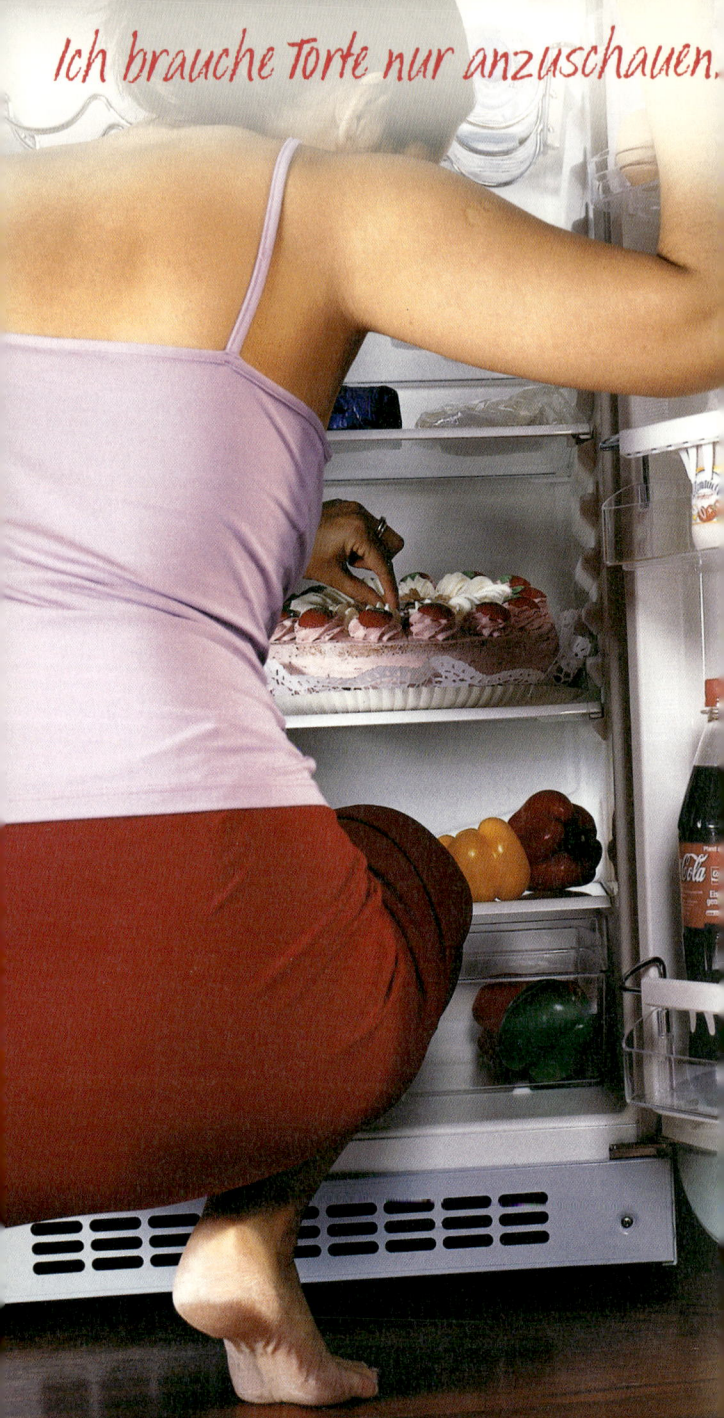

Ich brauche Torte nur anzuschauen.

schon habe ich sie auf der Hüfte ...

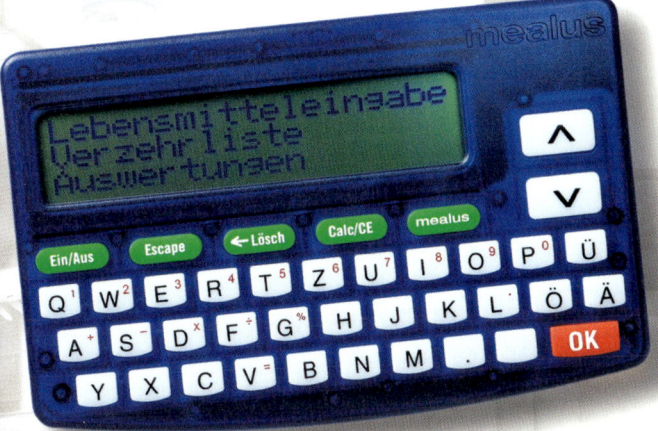

Ich esse Salat, ich lass die Butter auf dem Brot weg und trotzdem ...
Kennen Sie das Gefühl, den ganzen Tag nichts Richtiges zu essen,
mühselig mancher Heißhungerattacke zu widerstehen - und der Zeiger
an der Waage klettert am Ende doch?
Unser Gedächtnis schlägt uns in puncto Essen gern ein Schnippchen:
Schnell vergessen sind die Schokoladenkekse in der Kaffeepause, das
Eis nach dem Mittagessen, die Pralinen vor dem Fernseher.

mealus hilft Ihnen: Der kleine Ernährungs-Organizer begleitet Sie
durch den Tag und speichert Ihre Mahlzeiten, Snacks und Getränke.
Als "digitale Nährwerttabelle" zeigt **mealus** Ihnen auf Knopfdruck die
inneren Werte von 4.598 Lebensmitteln und informiert Sie jederzeit,
wie viel Kalorien, Fett, Eiweiß, Kohlenhydrate, Ballaststoffe, Cholesterin,
Vitamin C sowie Gramm und Portionen an Obst und Gemüse Sie schon
gegessen haben und was am aktuellen Tag noch drin ist.

Tag für Tag lernen Sie so mit **mealus**, was in unseren Lebensmitteln
steckt und mit welchen Mengen Sie Ihr Idealgewicht halten oder ihm
Kilo für Kilo näher kommen.

**mealus kostet 59 Euro zuzüglich Versand und kann bestellt werden:
mealus, Pfefferminz Agentur für Kommunikation GmbH,
Mittelweg 89, 20149 Hamburg, Telefon 040/41623240,
E-Mail post@mealus.de. Mehr Infos unter www.mealus.de**

mealus

EINFACH SCHLAUER ESSEN

Impressum

Der Autor

Sven-David Müller ist Diätassistent, Diabetesberater der Deutschen Diabetes Gesellschaft, Medizinjournalist und 1. Vorsitzender des Verbandes für Ernährung und Diätik (VFED) e. V. Derzeit leitet Sven-David Müller als Geschäftsführer das Deutsche Institut für Ernährungsmedizin und Diätik (D.I.E.T.).

Wichtiger Hinweis

Die im Buch veröffentlichten Ratschläge und Rezepte wurden mit größter Sorgfalt von den Verfassern und vom Verlag erarbeitet und geprüft. Eine Garantie kann jedoch nicht übernommen werden. Ebenso ist eine Haftung der Verfasser bzw. des Verlages und seiner Beauftragten für Personen-, Sach- oder Vermögensschäden ausgeschlossen.

Quellen

Datengrundlage: Bundeslebensmittelschlüssel (BLS)

Die Deutsche Bibliothek –
CIP-Einheitsaufnahme

Ein Titeldatensatz für diese Publikation ist bei der Deutschen Bibliothek erhältlich.

Midena Verlag, München
© 2001 Weltbild Ratgeber Verlage
   GmbH & Co.KG
Alle Rechte vorbehalten

Redaktion: Sylvie Hinderberger, München
Herstellung: Gabriele Schnitzlein
Bildredaktion: Sylvie Busche (Ltg.), Kirsten Dieckerhoff
Gestaltung, Layout und Satz: H3A GmbH, München
Printed in Italy

Bildnachweis
Umschlagfoto: Zefa/Westrich

ISBN 3-310-00770-7